CHIRURGIE DE GUERRE

LA TRÉPANATION

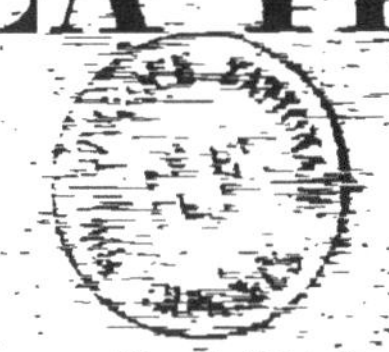

PAR

Le Docteur Henri BRODIER

Ancien chef de Clinique chirurgicale de la Faculté de Paris

Médecin-major de 1re classe

TOME II

A. MALOINE ET FILS, ÉDITEURS

27, RUE DE L'ÉCOLE-DE-MÉDECINE, 27

PARIS. 1917

LA TRÉPANATION

TOME II

CHIRURGIE DE GUERRE

LA TRÉPANATION

PAR

Le Docteur Henri BRODIER

Ancien chef de Clinique chirurgicale de la Faculté de Paris
Médecin major de 1re classe

TOME II

A. MALOINE ET FILS, ÉDITEURS
27, RUE DE L'ÉCOLE-DE-MÉDECINE, 27
PARIS, 1917

AVANT-PROPOS

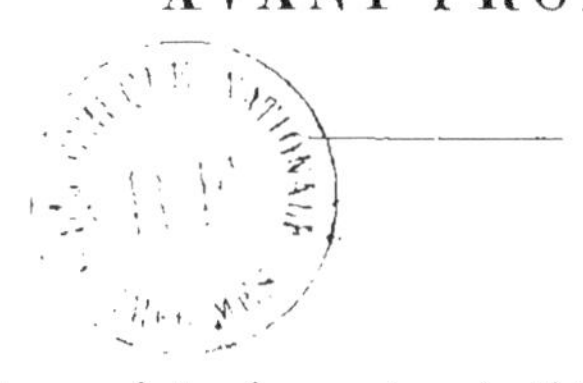

En 1915 j'adressai trois notes à l'Armée relatives au traitement des traumatismes du crâne. Le 16 février 1916, je fis un rapport sur la Trépanation et l'exposé d'une méthode personnelle suivi de projections à la Réunion médicale de la Région fortifiée de Verdun. En 1916, je fis paraître un premier mémoire exposant ma technique personnelle de trépanation. Ce second travail a pour but de confirmer l'excellence du procédé opératoire en ajoutant quelques développements à la question, et en apportant quelques faits nouveaux. Cette étude est basée actuellement sur près de 400 interventions.

LA TRÉPANATION

I

NÉCESSITÉ DE L'EXPLORATION CRANIENNE

POUR TOUTE PLAIE DU CUIR CHEVELU

L'aspect des blessés du cuir chevelu hospitalisés dans les formations varie dans l'ensemble selon que ces formations sont proches ou distantes de la ligne de feu.

I. — **Blessés hospitalisés à l'avant.** — Les formations sanitaires de l'avant reçoivent surtout des blessés graves et ne peuvent guère recevoir que cette catégorie de blessés pour le motif suivant : en raison de la situation des établissements hospitaliers près de la ligne de feu et pour éviter l'encombrement rapide des hôpitaux, sont hospitalisés seulement les blessés graves et non transportables. Au début de la guerre le casque n'était pas encore réglementaire et considérable était le nombre des blessés grièvement de la tête. Plus tard quand le casque fut définitivement adopté, seuls furent dirigés dans ces formations les blessés dont le casque n'a pas suffisamment abrité et protégé le crâne, soit à cause de la proximité des éclatements des projectiles, soit en raison de leur violence, soit par suite de l'emploi abondant par l'ennemi d'obus de gros calibres. Lorsque je fus détaché dans un hôpital d'évacuation, proche de l'action pendant la bataille de Verdun, les blessés craniens offraient pour la plupart l'aspect suivant : crânes fendus largement ou enfoncés profondément, écoulement ou issue de substance cérébrale par la plaie, un orbite inhabité et parfois les deux orbites vidés (fig. 1 et 2), état semi-comateux ou coma complet ; la blessure du crâne était souvent accompagnée de blessures multiples des membres, du thorax ou de l'abdomen.

II. — **Blessés hospitalisés dans les formations plus ou moins éloignées du front.** — Les blessés hospitalisés dans les formations plus

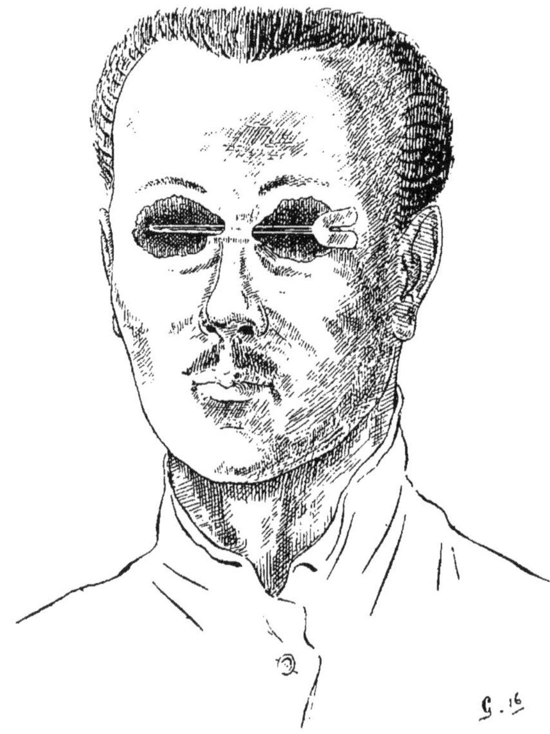

FIG. 1. — P.-J., Baleycourt, 26 février 1916. Curettage cérébral à travers la brèche ethmoïdale et nettoyage des deux cavités orbitaires vidées. Blessé évacué le 24 février 1916.

distantes de l'action offrent en général un aspect tout différent du tableau présenté par les blessés reçus dans les formations de première ligne. Il y a d'abord les trépanés dans les formations de l'avant, je les élimine de ce travail. Il y a surtout *les blessés évacués directement du front et considérés comme blessés légers.* Tandis que dans les formations voisines du combat on retire avec soin des voitures d'évacuation les brancards portant des blessés sans mouvement et sans parole, la face tuméfiée et noirâtre, la tête recouverte d'un pansement volumineux presque toujours abondamment souillé de sang, les vêtements recouverts de boue; dans les formations plus proches de la zone de l'intérieur, descendent des voitures d'évacuation, alertes et apparemment valides, des blessés à la figure lavée, la tête enveloppée d'un pansement non maculé, les vêtements relativement

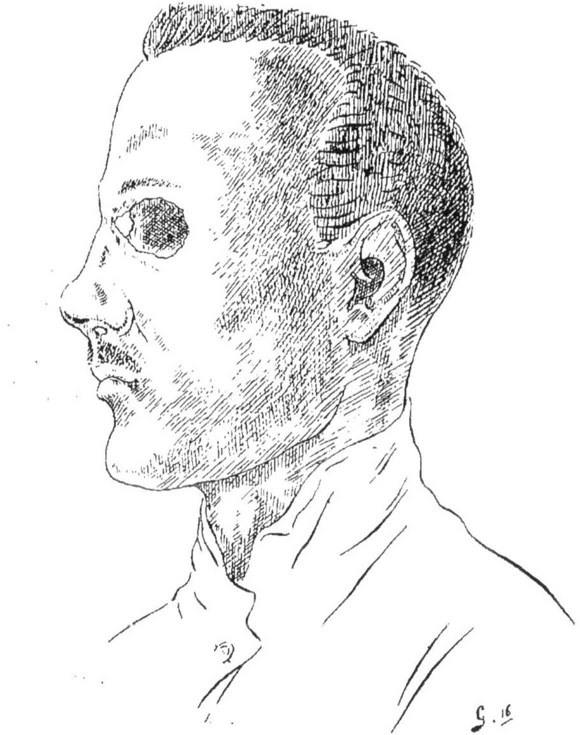

Fig. 2. — Le même, vu de profil. Un simple lambeau cutané relie les téguments du front à ceux du nez.

propres. Ces blessés sont le plus souvent transportés assis de l'hôpital d'évacuation sur la formation désignée pour les recevoir, ils causent, fument parfois et beaucoup gagnent à pied les locaux qui leur sont réservés. Ces blessés ont été *triés* et qualifiés *blessés légers*, ils peuvent supporter le transport vers un centre hospitalier assez éloigné de la ligne de feu. *Le nombre des blessés légers du crâne est relativement très grand*, il démontre clairement l'efficacité protectrice du casque.

Si pour la première catégorie de blessés, blessés graves hospitalisés à l'avant, l'exploration cranienne s'impose, pour la seconde catégorie des blessés, *blessés légers évacués du front*, l'exploration cranienne s'impose également. On ne peut affirmer la bénignité ou la gravité de la lésion d'après l'aspect du cuir chevelu. Les dimensions restreintes de la plaie, l'intégrité de la peau de voisinage, l'absence de contusion des téguments proches de la plaie, l'aisance de l'allure du blessé, la lucidité de son esprit constituent parfois des signes des plus fallacieux au point de vue du diagnostic et du pronostic. *Un blessé qui semble légèrement atteint peut être gravement touché.*

L'observation IV du caporal F... E., blessé le 29 octobre 1914 à Rouvrois par de multiples éclats d'obus, qui ne fut trépané que sept jours après son entrée à l'hôpital; l'observation V du capitaine P... L.-E., blessé le 21 février 1915, qui, ayant repris son service, après trois jours passés à l'ambulance, fut opéré trois semaines après la date de sa blessure; l'observation VII du soldat de 2e classe L... E.-H.-G., blessé le 22 octobre 1915 à Marchéville, transporté à l'hôpital assis dans la voiture d'évacuation, ayant fait à pied plus d'un kilomètre dans la journée, présentant une lucidité parfaite : ces observations rapportées dans mon premier travail sont des exemples frappants de la nécessité de l'exploration cranienne. A ces observations déjà parues je joins les observations nouvelles qui suivent, choisies parmi beaucoup d'autres semblables.

Obs. I. — P... L., sergent, blessé le 16 mars 1916 à 14 heures dans la région de Verdun ; premier pansement sur place ; injection de sérum antitétanique faite à l'ambulance le 16 mars. *Petite plaie de la région pariétale supérieure gauche* présagittale et vaste plaie de la région péronière inférieure droite par *éclats d'obus*.

Intervention le 19 mars. Trépanation, incision semi-circulaire formant un lambeau convexe, excision des lèvres de la plaie; *fracture du crâne avec léger enfoncement et hémorragie du sinus longitudinal supérieur;* suture de la plaie; mèche alcoolisée postérieure. Débridement de la jambe droite, pansement à l'eau oxygénée.

La température qui était de 37°6 le 19 mars au matin, monte le soir du jour de l'intervention à 38°8. Elle descend progressivement jusqu'au 24 mars où le matin elle est de 37°7 et le soir de 38°3. Le 25 mars au soir, elle s'élève à 39° et les 27 et 28 à 39°6. L'élévation de température ne pouvait s'expliquer par l'état de la plaie cranienne. La jambe droite avait augmenté de volume, le 28 mars je fais un grand débridement à la partie postéro-externe du mollet et je retire l'éclat d'obus. Le 30 mars la température était descendue à 37°1 le matin et à 37°6 le soir.

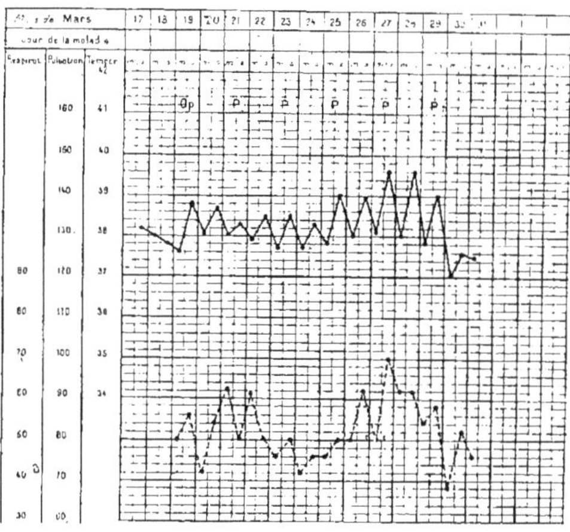

Fig. 3.

Entré le 17 mars 1916, opéré le 19, le blessé a été évacué guéri au point de vue tête le 31 mars 1916.

Ce blessé était entré avec une fiche portant le diagnostic de plaie pénétrante de la jambe droite et de *plaie légère et superficielle du cuir chevelu. L'exploration cranienne a révélé une fracture du crâne avec léger enfoncement osseux et perforation du sinus longitudinal.*

Obs. II. — Th... E., soldat de 2e classe, blessé le 18 mars 1915 à 5 heures au nord de Verdun; premier pansement à l'ambulance; injection de sérum antitétanique faite le 19 mars. *Petite plaie de la région pariétale par éclat d'obus.*

L'exploration cranienne faite le 19 mars révèle une *fissure du crâne.* Trépanation, suture du lambeau semi-circulaire et mèche alcoolisée.

Entré à l'hôpital le 18 mars 1916, le blessé est évacué sur l'intérieur le 31 mars 1916.

Chez ce blessé, la *plaie était minime* mais l'intervention ne pouvait être discutée ni différée à cause de l'état fébrile, il était entré

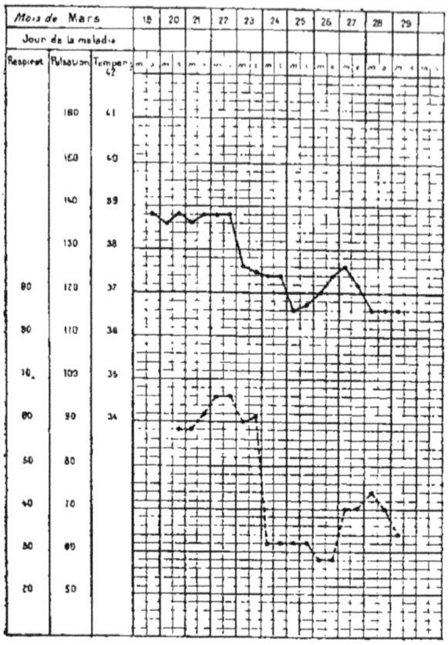

FIG. 4.

avec une température de 38°8 et il ne présentait aucune autre blessure.

OBS. III. — C... H., soldat de 2e classe, 21 ans, blessé le 19 mars 1916 à

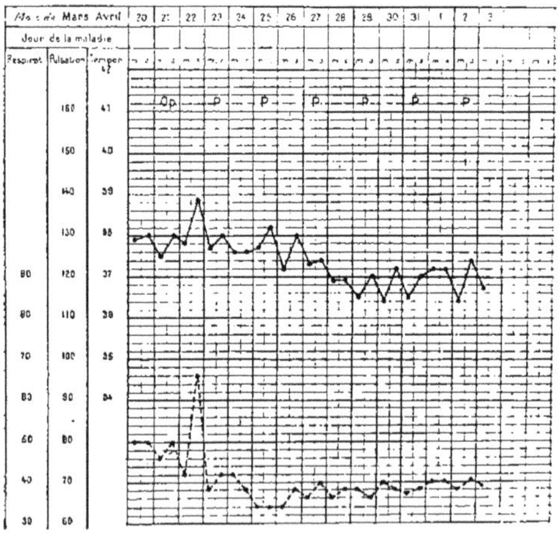

FIG. 5.

6 heures à Douaumont ; premier pansement sur place, second pansement au

poste de secours; injection de sérum antitétanique faite à l'Ambulance. Plaies multiples de l'épaule gauche et des deux mains par éclats d'obus et *plaie superficielle du cuir chevelu région pariétale gauche.*

Exploration cranienne le 21 mars. *Enfoncement du crâne.* Trépanation, ablation d'esquilles.

Entré le 20 mars 1916, le blessé est évacué sur l'intérieur le 5 avril 1916, présentant un état des plus satisfaisants.

Les plaies multiples siégeant aux mains et à l'épaule gauche pouvaient expliquer la température de 38° le soir de l'entrée du blessé qui d'ailleurs ne se plaignait aucunement de la tête. Le matin de l'intervention la température était de 37°5. *L'exploration méthodique de la plaie du cuir cheveiu a révélé un enfoncement de la boîte cranienne avec esquilles.*

Obs. IV. — R... P., soldat de 2e classe, 23 ans, blessé le 4 avril 1916 à

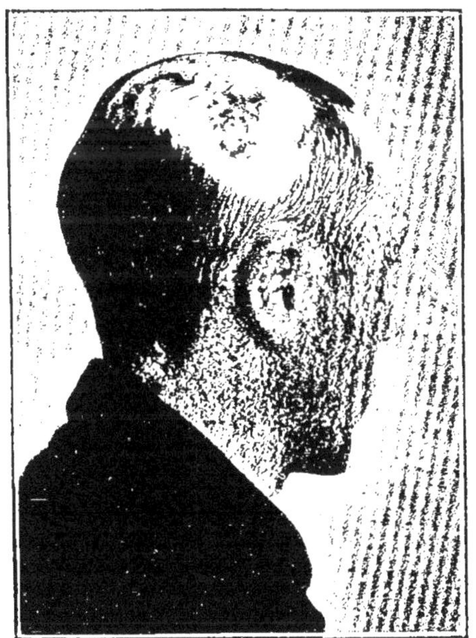

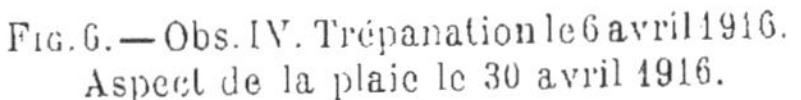

Fig. 6. — Obs. IV. Trépanation le 6 avril 1916. Aspect de la plaie le 30 avril 1916.

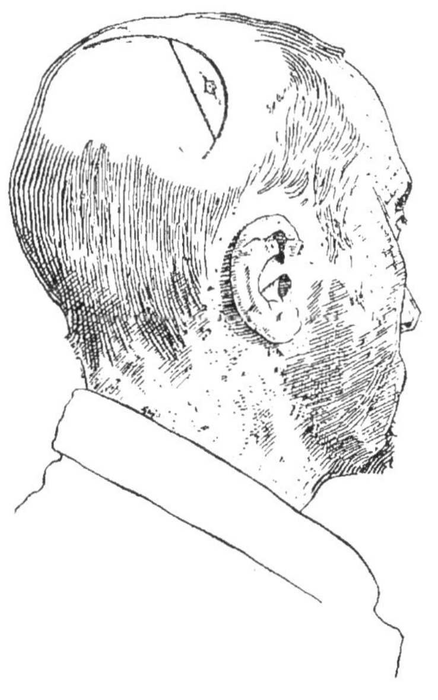

Fig. 7. — Obs. IV. R. P., soldat de 2e cl., 23 ans. Trépanation. Tracé de la ligne d'incision.

Douaumont; premier pansement au poste de secours; injection de sérum antitétanique faite le 5 avril. *Petite plaie de la région pariétale droite par éclat d'obus.* Exploration cranienne le 6 avril 1916. *Fracture du crâne.* Trépanation, suture du lambeau, mèche alcoolisée.

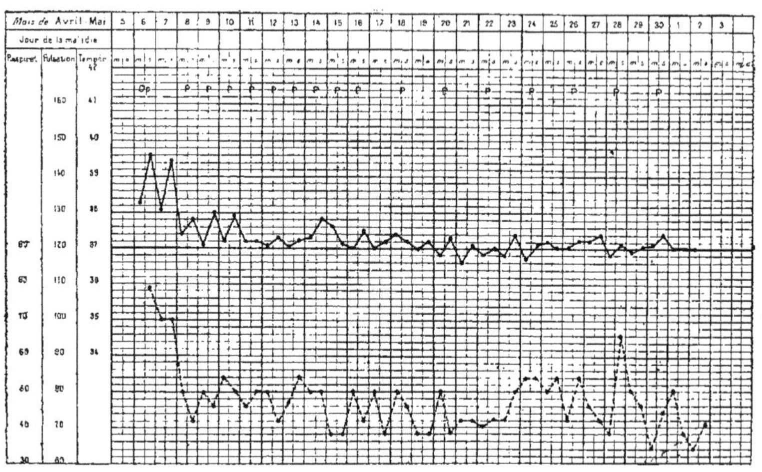

Fig. 8.

Entré le 5 avril 1916, le blessé est évacué sur l'intérieur le 3 mai 1916.

Ce blessé était entré à l'hôpital avec une fiche portant le diagnostic de *plaie superficielle du cuir chevelu.*

Obs. V. — L... S., soldat de 2e classe, 22 ans, blessé le 2 avril 1916 à Douaumont; pansement au poste de secours; injection de sérum antitétanique faite le 3 avril. *Plaie minime de la région sagittale bipariétale par balle.*

Exploration cranienne le 7 avril 1916. *Dépression exo-cranienne avec débris de chemise de balle incrusté dans l'os.* Extraction de l'éclat; trépanation. L'incision de la dure-mère laisse échapper de la substance cérébrale désorganisée. Suture du lambeau, mèche alcoolisée.

Entré le 3 avril 1916, le blessé est évacué sur l'intérieur le 13 mai 1916.

Ce blessé qui présentait une *plaie d'apparence superficielle* produite par une balle tangentielle avait en réalité *une lésion de la table externe et des lésions de la substance cérébrale;* au niveau du point

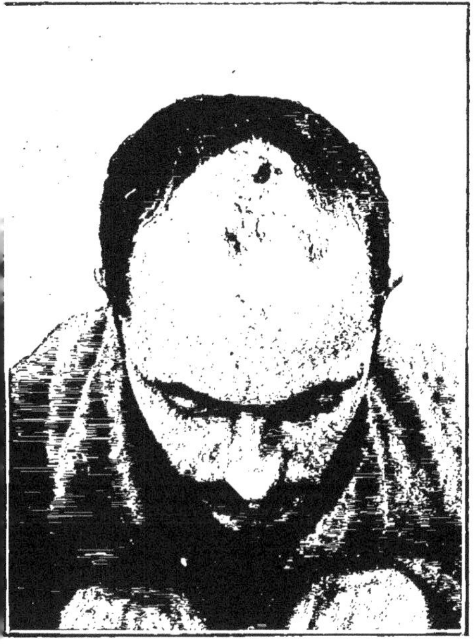

Fig. 9. — Obs. V. Trépanation le 7 avril 1916. Aspect de la plaie le 30 avril 1916.

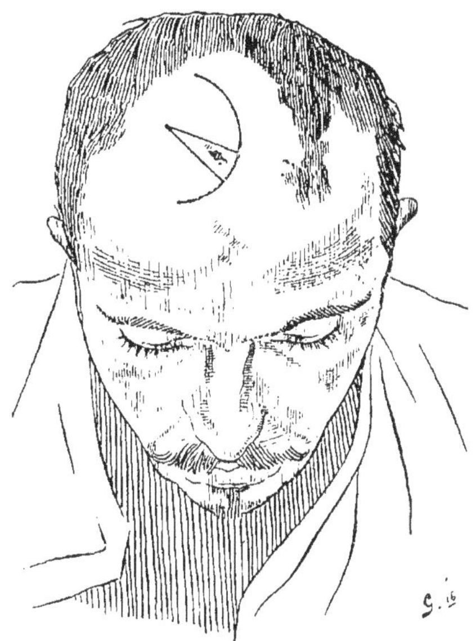

Fig. 10. — Obs. V. L. S., soldat de 2e cl., 22 ans. Trépanation. Tracé de la ligne d'incision.

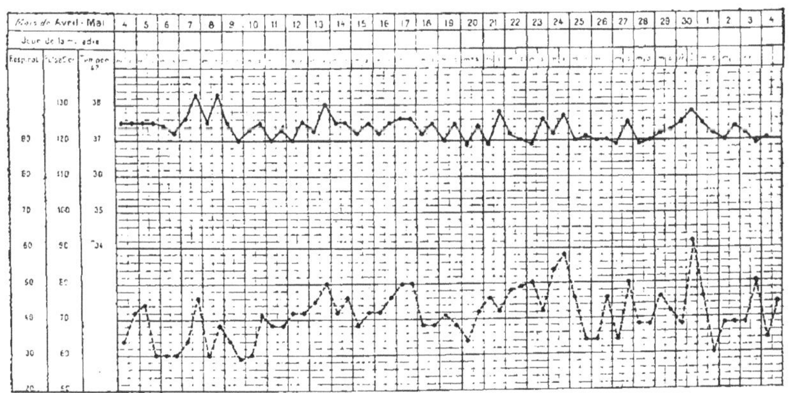

Fig. 11.

de choc *un débris de la balle était inclus dans la table externe osseuse.*

Obs. VI. — L... G., soldat de 2e classe, 31 ans, blessé le 11 avril 1916 à

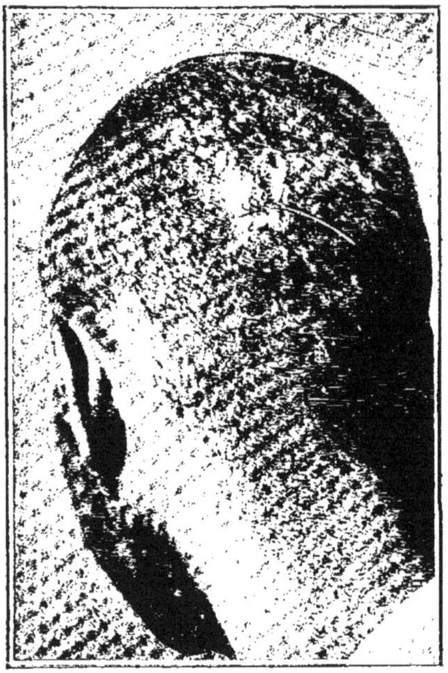

Fig. 12. — Obs. VI. Trépanation le 13 avril 1916. Aspect de la plaie le 30 avril 1916.

Fig. 13. — Obs. VI. L... G., soldat de 2e cl., 31 ans. Trépanation, tracé de la ligne d'incision.

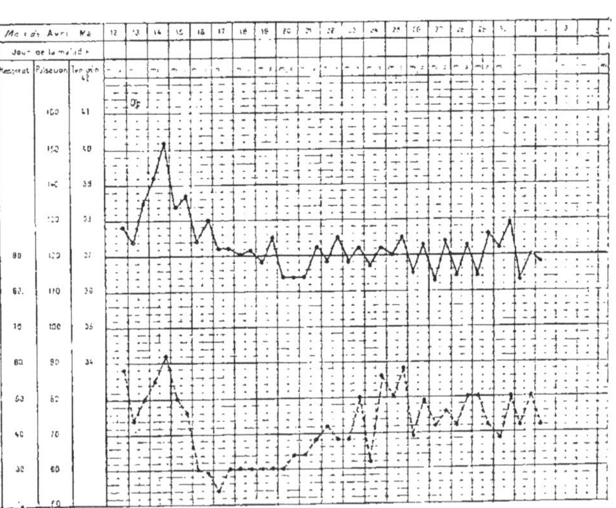

Fig. 14.

17 heures à Douaumont ; premier pansement au poste de secours; injec-

tion de sérum antitétanique faite le 11 avril. *Plaie du cuir chevelu région occipitale par éclat d'obus.*

Exploration cranienne le 13 avril. *Fracture de l'occipital*; trépanation, suture du lambeau, mèche alcoolisée.

Entré le 12 avril 1916, le blessé est évacué sur l'intérieur le 5 mai 1916.

Ce blessé était arrivé assis et semblait n'avoir qu'une *plaie insignifiante du cuir chevelu*, le choc avait cependant été assez violent pour *déterminer une fracture de l'occipital.*

Obs. VII. — D... E., soldat de 2e classe, blessé le 12 avril 1916 devant Verdun; pansement individuel appliqué à l'ambulance; injection de sérum

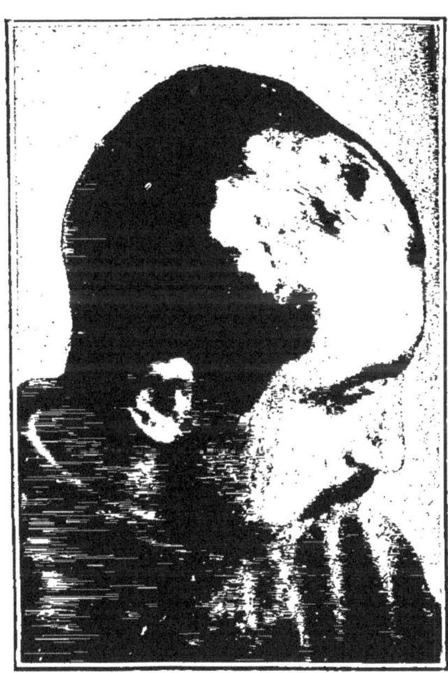

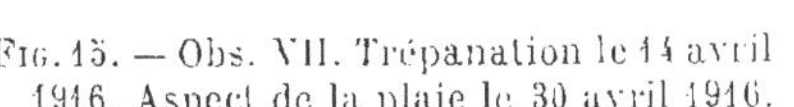

Fig. 15. — Obs. VII. Trépanation le 14 avril 1916. Aspect de la plaie le 30 avril 1916.

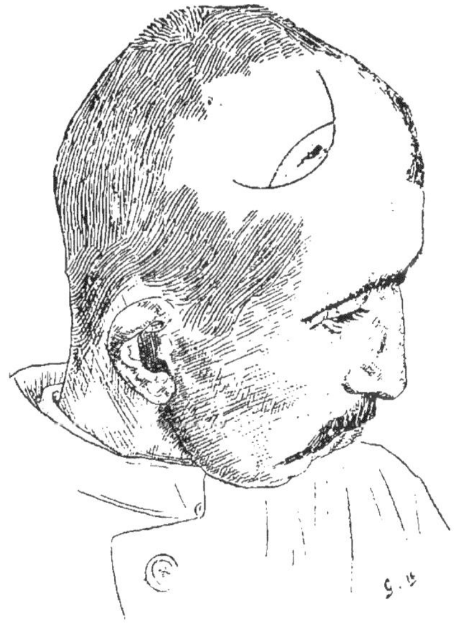

Fig. 16. — Obs. VII. D... E., soldat de 2e cl. Trépanation. Tracé de l'incision.

antitétanique faite le 12 avril. *Plaie de la région fronto-pariétale droite par éclat d'obus.*

Exploration cranienne le 14 avril. *Fracture du crâne.* Trépanation, congestion du cerveau, hypertension du liquide céphalo-rachidien, suture du lambeau, mèche alcoolisée.

Entré le 12 avril 1916, le blessé a été évacué sur l'intérieur le 12 mai 1916.

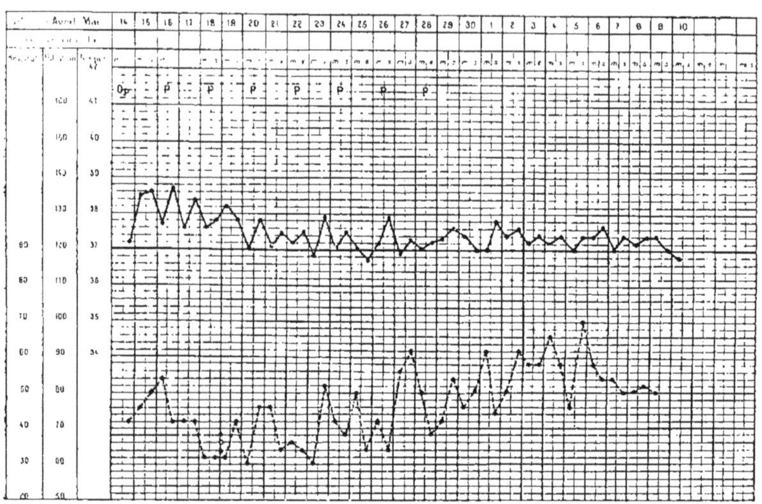

Fig. 17.

Ce blessé présentait *une plaie minime*, il avait une *fracture de l'os* et, chose assez rare, une tension du liquide céphalo-rachidien qui s'est écoulé en abondance lors de la trépanation.

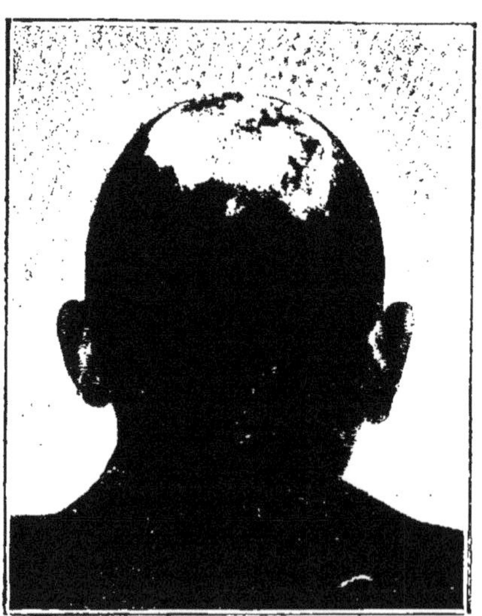

Fig. 18. — Obs. VIII. Trépanation le 15 avril 1916. Aspect de la plaie le 30 avril 1916.

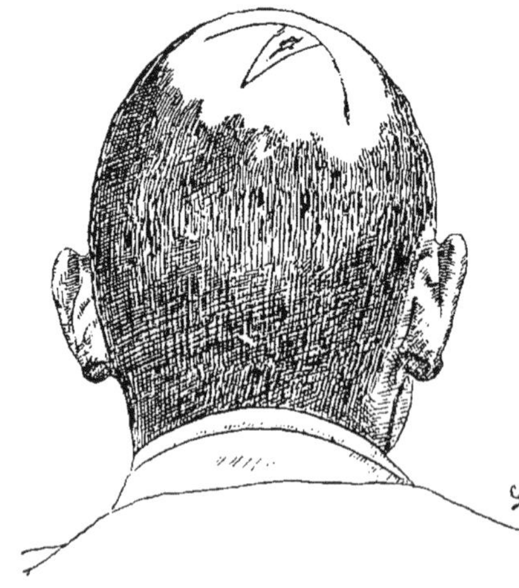

Fig. 19. — Obs. VIII. P... Ch., soldat de 2e cl. Trépanation. Tracé de la ligne d'incision.

Obs. VIII. — P... Ch., soldat de 2e classe, blessé le 11 avril 1916 à Vaux; pansement au poste de secours; injection de sérum antitétanique faite le 12 avril. *Plaie de la région occipito-latérale droite par éclat d'obus.*

Exploration cranienne le 15 avril. *Enfoncement occipital.* Trépanation, suture du lambeau, mèche alcoolisée.

Entré le 12 avril 1916, le blessé est évacué sur l'intérieur le 3 mai 1916.

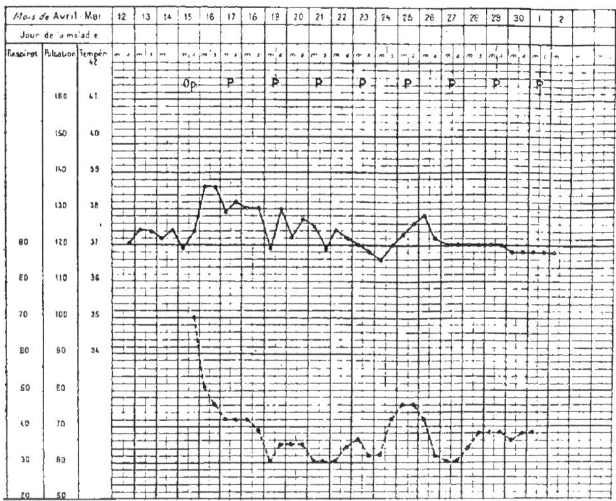

Fig. 20.

Chez ce blessé *la plaie était en apparence très minime* et elle fut considérée comme *superficielle*, ce qui explique que le blessé entré à l'hôpital le 12 avril ne m'a été adressé que le 15 *pour une exploration cranienne jugée négative à priori.*

Obs. IX. — A... E., soldat de 2e classe, 21 ans, blessé le 21 avril 1916 devant Verdun; pansement individuel sur place; second pansement à l'ambulance; injection de sérum antitétanique faite le 21 avril; *plaie de la région temporale gauche par éclat d'obus.*

Exploration cranienne le 23 avril 1916, *fracture du crâne.* Trépanation. *Foyer hémorragique sous-dure-mérien*, suture du lambeau, mèche alcoolisée.

Entré le 22 avril 1916, le blessé est évacué sur l'intérieur le 26 mai 1916.

Malgré *l'aspect non pénétrant de la blessure* l'exploration a révélé une *fracture avec épanchement sanguin* sous la dure-mère. L'élévation

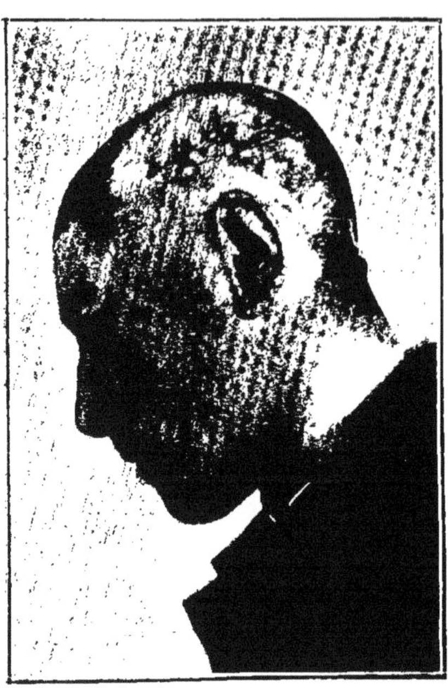

Fig. 21. — Obs. IX. Trépanation le 23 avril 1916. Aspect de la plaie le 30 avril 1916.

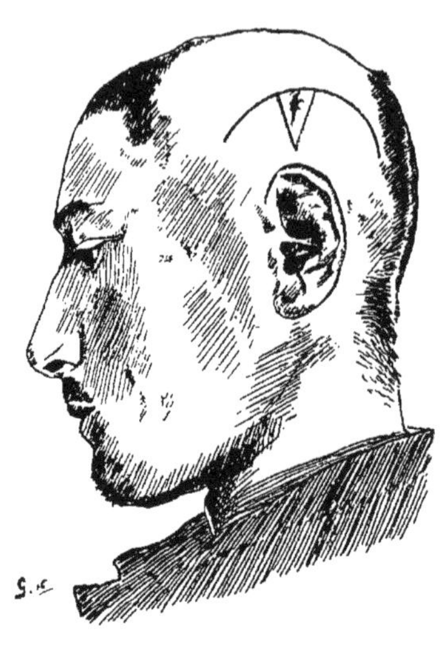

Fig. 22. — Obs. IX. A... E., soldat de 2e cl., 21 ans. Trépanation. Tracé de la ligne d'incision.

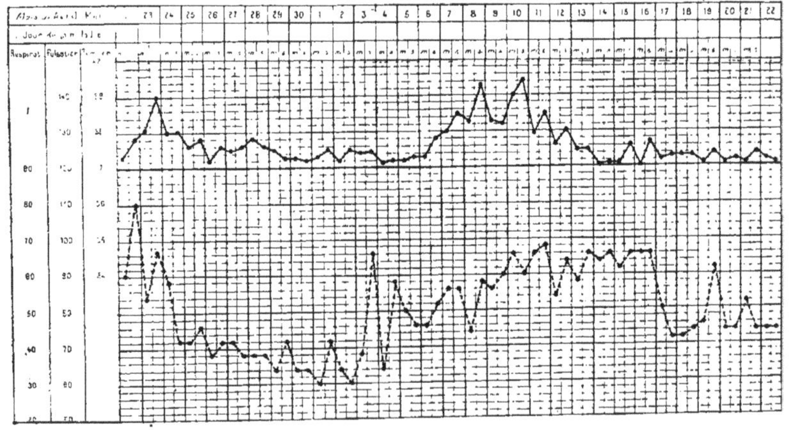

Fig. 23.

de température observée vers le quinzième jour est due à l'état intestinal, j'ai fait remarquer dans mon premier travail que du *douzième au quinzième jour il est fréquent de constater l'ascension de la température dont la cause est gastro-intestinale.*

Obs. X. — R... P., soldat de 2e classe, 34 ans, blessé le 22 avril 1916 à 19 heures à Douaumont; premier pansement à l'ambulance; injection de

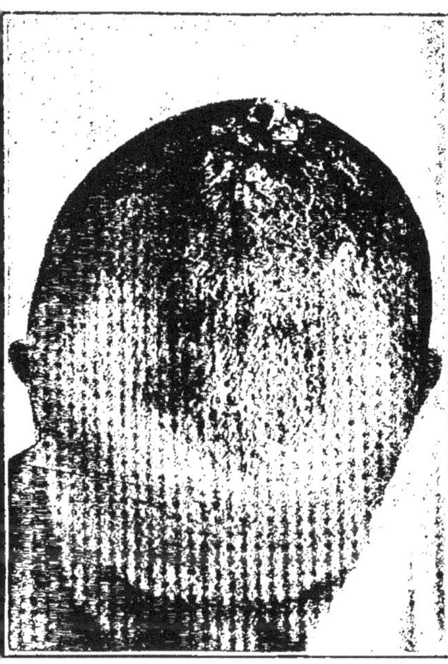

Fig. 24. — Obs. X. Trépanation le 23 avril 1916. Aspect de la plaie le 30 avril 1916.

Fig. 25. — Obs. X. R... P., soldat de 2e cl., 34 ans. Trépanation. Tracé de la ligne d'incision.

sérum antitétanique faite le 23 avril. *Plaie de la région pariétale supérieure présagittale par éclat d'obus.*

Exploration cranienne le 23 avril 1916; *enfoncement cranien;* trépanation; *embarrure ayant déchiré le sinus longitudinal supérieur;* suture du lambeau, mèche alcoolisée.

Quarante-huit heures après l'opération, raccourcissement de la mèche dont l'extrémité extérieure est arrosée d'alcool à 95°. La mèche est remplacée par une autre le quatrième jour. Suites normales.

Entré le 23 avril 1916, le blessé est évacué sur l'intérieur le 26 mai 1916.

Une *plaie semblant superficielle* cachait un *enfoncement osseux avec esquille* ayant perforé le sinus longitudinal supérieur.

Obs. XI. — P... B., soldat de 2e classe, blessé le 11 avril 1916 au bois de

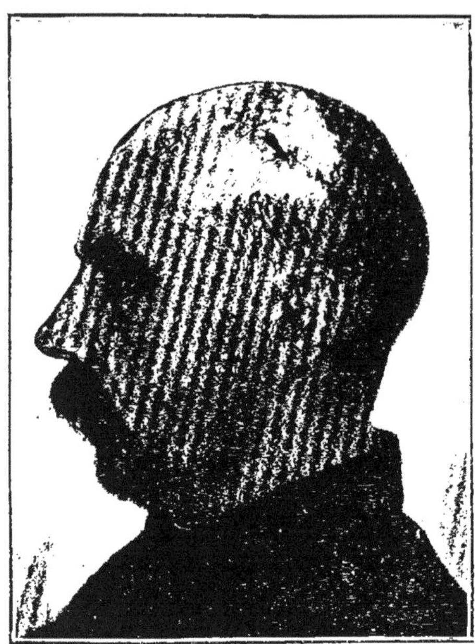

Fig. 26. — Obs. XI. Trépanation le 15 avril 1916. Aspect de la plaie le 25 avril 1910.

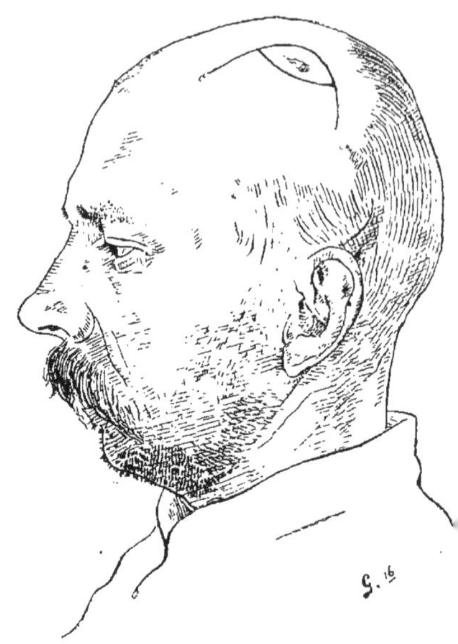

Fig. 27. — Obs. XI. B... B,, soldat de 2e cl. Trépanation. Tracé de la ligne d'incision.

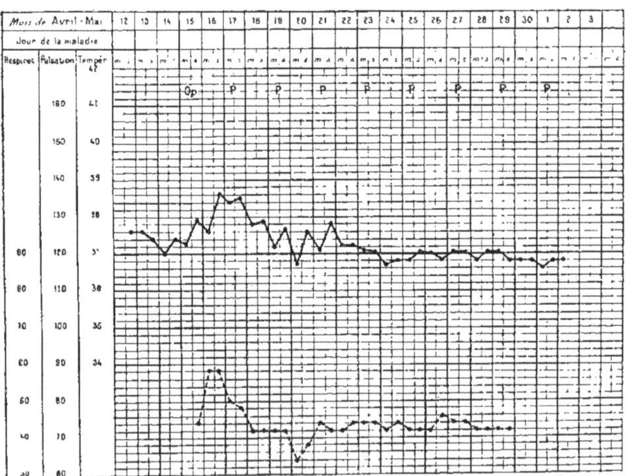

Fig. 28.

la Caillette ; premier pansement au poste de secours ; injection de sérum antitétanique faite le 12 avril. *Plaie de la région pariétale gauche par éclat d'obus.*

Exploration cranienne le 15 avril 1916. *Léger enfoncement du crâne.* Trépanation, suture du lambeau, mèche alcoolisée.

Entré le 12 avril 1916, le blessé est évacué sur l'intérieur le 5 mai 1916.

La fiche d'entrée portait le diagnostic de plaie *superficielle du cuir chevelu*, le blessé ne m'a été adressé que le 15 avril, *trois jours après son entrée pour faire l'exploration cranienne jugée inutile à priori.*

Obs. XII. — Gr... L., soldat de 2e classe, blessé le 11 avril 1916 à Douaumont; premier pansement au poste de secours; injection de sérum antité-

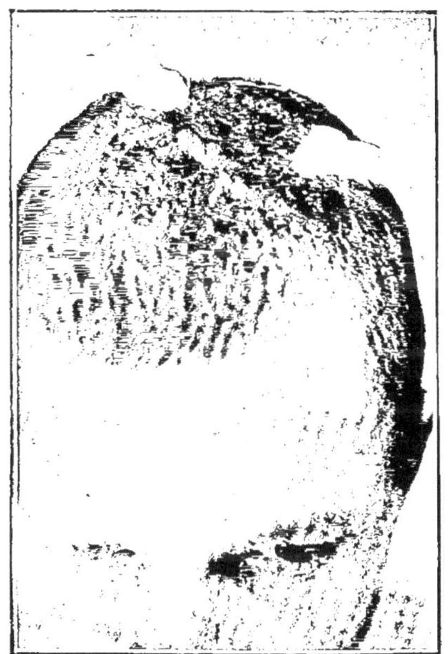

Fig. 29. — Obs. XII. Trépanation le 13 avril 1916. Aspect de la plaie le 30 avril 1916.

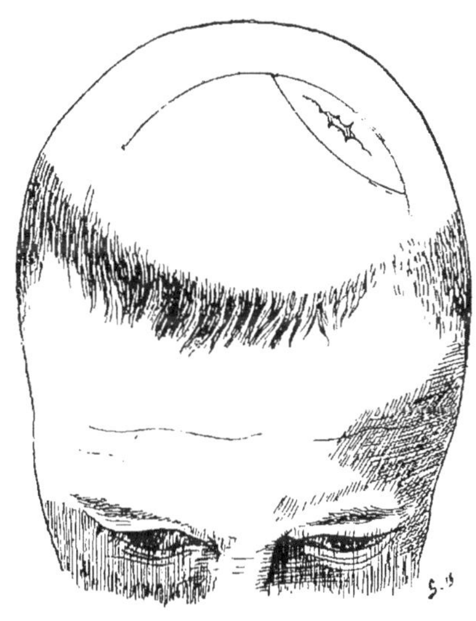

Fig. 30. — Obs. XII. Gr... L., soldat de 2e cl. Trépanation. Trace de la ligne d'incision.

tanique faite le 11 avril. *Plaie de la région pariéto-frontale gauche par éclat d'obus.*

Exploration cranienne le 13 avril 1916. *Fracture du crâne.* Trépanation, suture du lambeau, mèche alcoolisée.

Crises d'épilepsie jacksonienne pendant les quatre premiers jours.

Entré le 12 avril 1916, le blessé est évacué sur l'intérieur le 12 mai 1916.

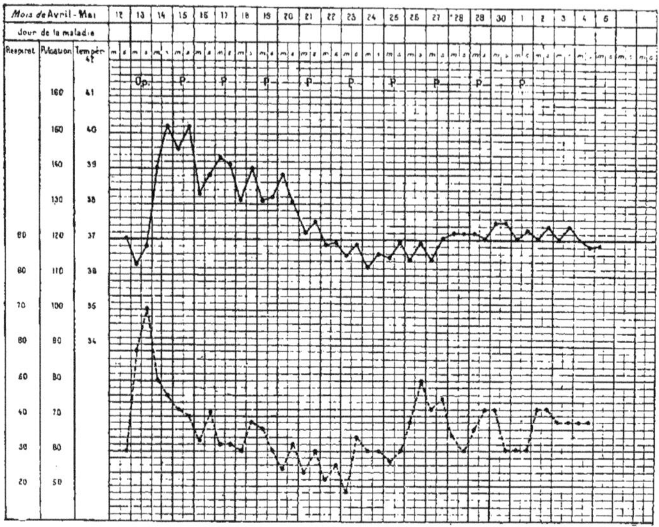

FIG. 31.

L'intervention a révélé une *désorganisation de la substance cérébrale* qui s'est écoulée pendant cinq jours en assez grande abondance.

OBS. XIII. — P... F., soldat de 2e classe, blessé le 21 avril 1916 à 12 heures à la Côte du Poivre; premier pansement au poste de secours; injection de sérum antitétanique faite le 21 avril 1916. *Plaie de la région occipitale par grenade.*

Exploration cranienne le 22 avril 1916. *Fracture du crâne.* Trépanation, suture du lambeau, mèche alcoolisée.

Entré le 22 avril 1916, le blessé a été évacué sur l'intérieur le 12 mai 1916.

Le diagnostic d'entrée portait *plaie non pénétrante du cuir chevelu*, l'exploration de la plaie a révélé une *fracture de la boite cranienne.*

La bénignité apparente de la lésion constitue pour le blessé un plus grand danger que la gravité manifeste; cette bénignité apparente voile le travail insidieux de l'infection, retarde l'intervention, permet aux phénomènes inflammatoires graves de s'installer, donne ainsi moins de chance de succès à l'intervention opératoire, déter-

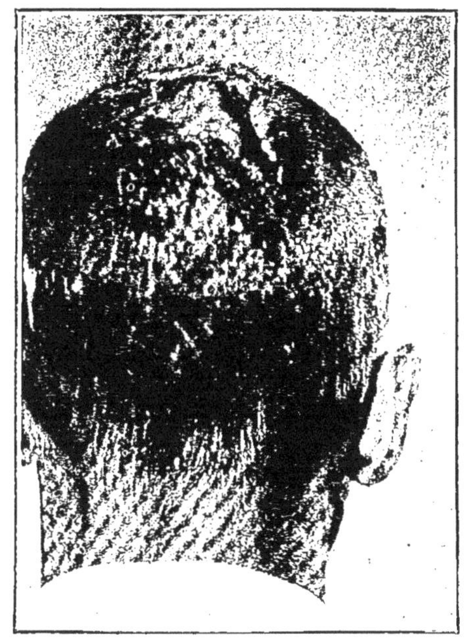

Fig. 32. — Obs. XIII. Trépanation le 22 avril 1916. Aspect de la plaie le 30 avril 1916.

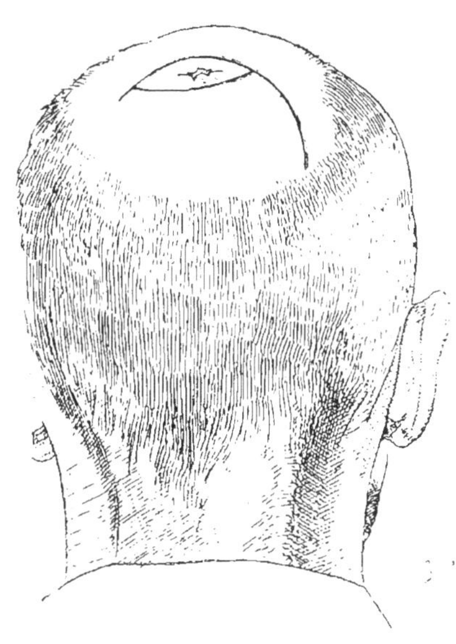

Fig. 33. — Obs. XIII. P... F., soldat de 2e cl. Trépanation. Tracé de la ligne d'incision.

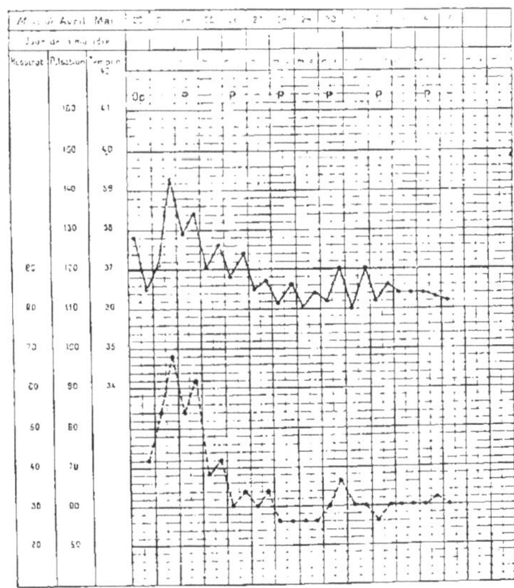

Fig. 34.

mine quelquefois l'évacuation précoce du blessé qui, en cours de route, est pris de somnolence et arrive trop tardivement dans la formation éloignée où des soins utiles ou éclairés pourraient lui être donnés. L'observation suivante est typique à ce point de vue.

Obs. XIV. — D... E., soldat de 2e classe, 35 ans, blessé le 20 avril 1915 à Douaumont; premier pansement au poste de secours, second pansement à l'ambulance; injection de sérum antitétanique faite le 21 avril. *Petite*

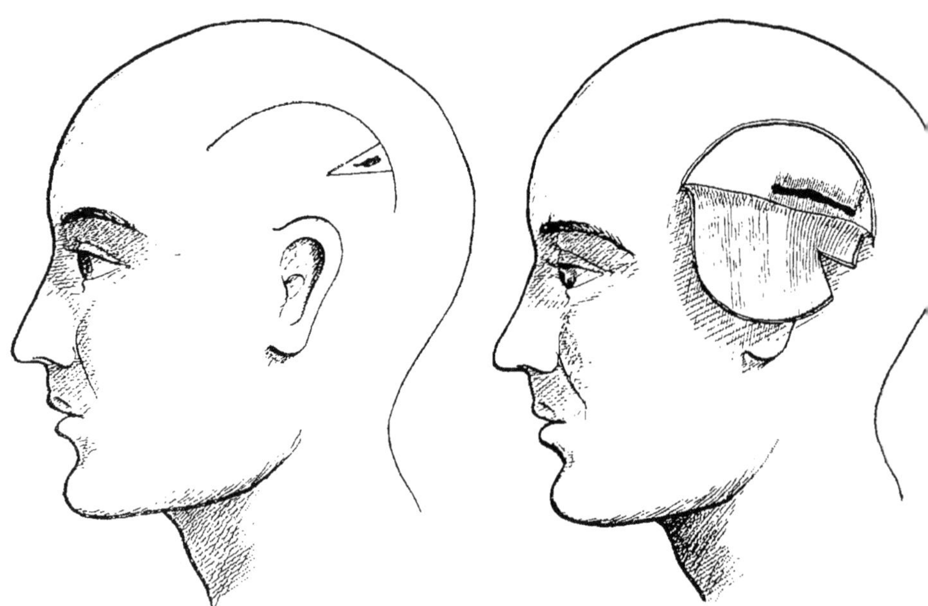

Fig. 35. — Obs. XIV. D... E., soldat de 2e classe, 35 ans. Trépanation. Tracé de la ligne d'incision.

Fig. 36. — Obs. XIV. Aspect de la fracture. La bande nécrotique osseuse est indiquée par des traits parallèles.

plaie de la région occipitale gauche inférieure par éclat d'obus. La fiche d'entrée mentionne : plaie non pénétrante du cuir chevelu.

Exploration cranienne le 24 avril 1916. *Fracture du crâne avec enfoncement.* Trait irrégulier et sinueux de fracture osseuse partant de l'angle de suture occipito-pariéto-temporal et s'étendant en avant et légèrement en haut sur une étendue de 8 centimètres. Chevauchement du fragment supérieur sur le fragment inférieur. Les *bandes osseuses bordant le trait de fracture sont d'apparence verdâtre et nécrotique sur une largeur de* 1 *centimètre environ.*

Trépanation, la dure-mère n'est pas déchirée, mais aussitôt son incision faite, il s'échappe de la substance cérébrale liquéfiée. Toute la bande osseuse verdâtre est réséquée à l'aide de la pince-gouge.

Le matin de l'intervention, le blessé présentait des alternatives de coma et d'agitation, tandis que le 21 avril, jour de son entrée à l'hôpital, sa lucidité était parfaite. Sur la table d'opération, au moment de l'anesthésie, le blessé est en proie à une extrême agitation, il est

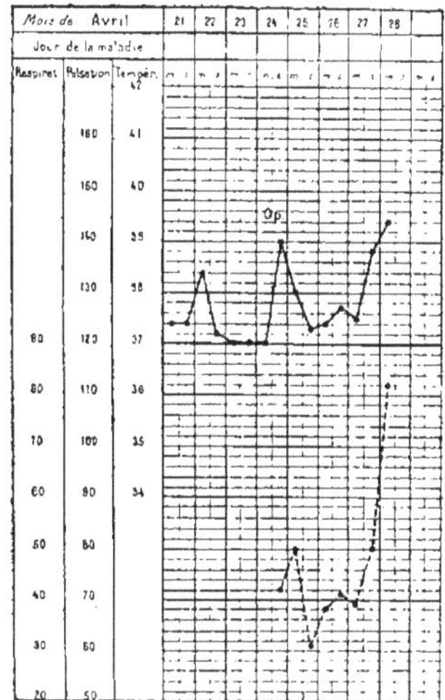

Fig. 37.

secoué par des mouvements épileptoïdes et la respiration est stertoreuse.

L'état ne s'est pas amélioré après l'intervention, le pansement fait quarante-huit heures après n'a donné lieu à aucun écoulement de liquide louche, séreux ou sanguin. La respiration est restée bruyante et stertoreuse et le blessé n'est pas sorti du coma.

Entré le 21 avril 1916, le blessé est décédé le 28 avril 1916 à 5 heures 10.

Ce blessé entré le 21 avril a dû à un concours de circonstances de n'être opéré que le 24 avril alors qu'il était en pleine infection, son observation est à rapprocher des observations V et VI de mon premier travail. *Le trait de fracture commençait à un centimètre environ en avant de la région osseuse correspondant à la plaie*, il était masqué par les tissus sains, *la plaie laissait voir un os non fissuré* ce qui explique *le diagnostic de lésion superficielle du cuir chevelu porté sur la fiche d'entrée.*

Les réflexions faites à l'occasion des observations ci-dessus et d'autres observations en tous points analogues entraînent cette conclusion :

1° Que l'étiquette *superficielle* appliquée à *une plaie du cuir chevelu* ne doit être *apposée que quand l'exploration méthodique et minutieuse de la plaie a été pratiquée.*

2° Que *toute plaie du cuir chevelu doit être explorée par principe.*

II

A PROPOS DE L'OUVERTURE DE LA DURE-MÈRE

Il existe des cas où les fractures craniennes n'ont pas été soumises à l'intervention chirurgicale et où les blessés atteints de ces fractures ont guéri. Il m'a semblé que les observations de fractures du crâne guéries sans opération se rattachent surtout à des blessés jeunes. L'âge paraît être un facteur d'une certaine importance ; la qualité et la résistance du système vasculaire du cerveau sont fonctions directes de l'âge. Ces cas de guérison sans intervention ne prouvent pas qu'on doive s'abstenir d'opérer. Qu'il y ait des cas de trépanation où la guérison des blessés se passe normalement sans que la dure-mère ait été ouverte, le fait est banal, les exemples en sont assez nombreux, des trépanés crucialement évacués du front sur des hôpitaux plus éloignés et ayant leur dure-mère intacte ont guéri. Doit-on à cause de ces cas de guérison ne pas ouvrir la dure-mère ? Voici quelques observations, parmi beaucoup d'autres, qui montrent l'utilité et la nécessité de pratiquer au cours de la trépanation l'ouverture de la dure-mère.

Obs. XV. — W... A.-H., civil de nationalité belge, âgé de 56 ans, blessé le 1er juin 1916 à 13 heures dans le corridor de sa maison par bombe d'avion allemand. *Plaie du cuir chevelu région pariétale gauche et plaie de la région occipito-latérale inférieure gauche,* injection de sérum antitétanique B faite le 1er juin aussitôt son entrée à l'hôpital.

Exploration cranienne le 1er juin 1916 avec l'assistance du Dr Pasteau, cette exploration est faite trois heures après le moment de la blessure. La plaie pariétale n'intéresse que le cuir chevelu, l'excision de la plaie est pratiquée par deux incisions semi-elliptiques la circonscrivant. Suture au crin de Florence sans drainage. La plaie occipitale est réséquée par une

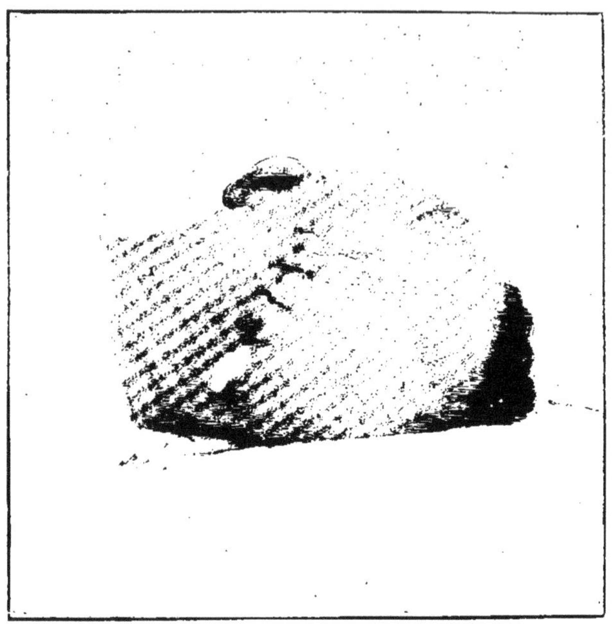

Fig. 38. — Obs. XV. Exploration cranienne et trépanation le 1er juin 1916. Aspect des plaies le 7 juin 1916.

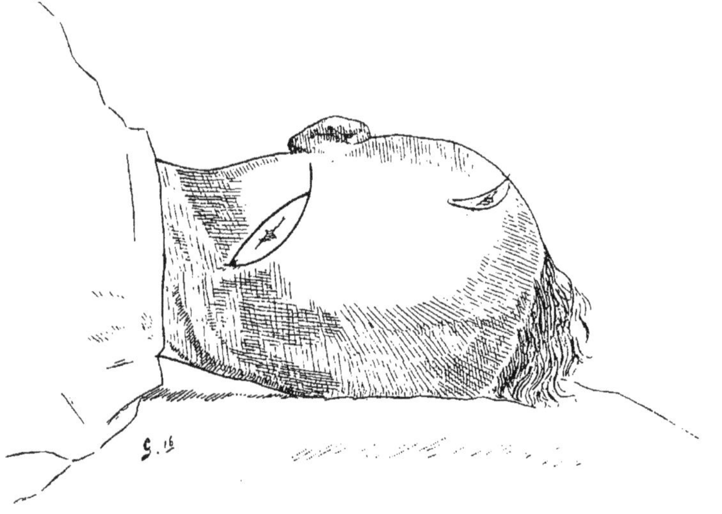

Fig. 39. — Obs. XV. W... A. H., 56 ans. Exploration cranienne et trépanation. Tracé des lignes d'incision.

incision rectiligne rejoignant l'incision semi-circulaire à la façon de la corde qui tend l'arc. L'os mis à nu, on découvre un enfoncement occipital. Trépanation. Esquilles, embarrure à la partie postéro-externe et inférieure de la brèche osseuse. La dure-mère est légèrement violacée et peu tendue; le sinus latéral se dessine très nettement; immédiatement au-dessous du sinus, une petite excoriation de la dure-mère donne lieu à un suintement sanguin, veineux, peu abondant.

Je fais *l'incision de la dure-mère* au-dessous du sinus latéral; *cette incision donne immédiatement issue à de la substance cérébrale et à quelques caillots noirâtres.* Lavage du cerveau à l'alcool à 95°, suture du

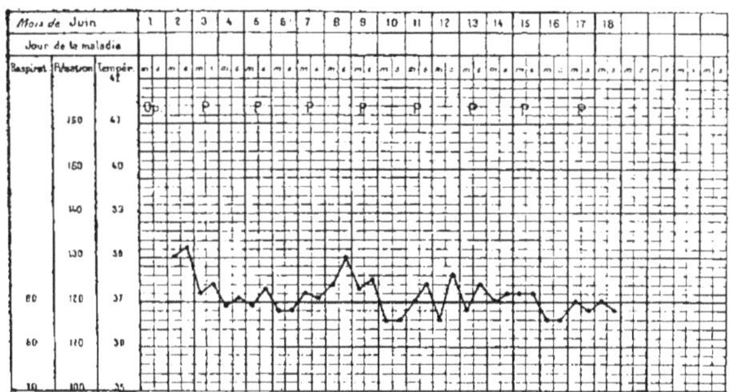

Fig. 40.

lambeau au crin de Florence, mèche alcoolisée à la partie interne et inférieure.

Le lendemain de l'opération, le blessé essaie de lire son journal, il lit très bien la manchette des journaux imprimée en gros caractères, mais pour les lettres plus fines il est obligé de cacher un mot avec la main pour pouvoir lire celui d'à côté, il a de l'hémianopsie bilatérale qu'il garde environ une huitaine de jours. Sur l'insistance du blessé je l'autorise à fumer légèrement le cinquième jour.

Entré à l'hôpital le 1er juin 1916, le blessé regagne son domicile le 27 juin 1916. Le 27 juin il lui semble qu'il a un affaiblissement de la vue pour la vision lointaine, le 28 juin il monte sur une échelle très élevée pour se rendre compte s'il a du vertige, il n'en a pas — aucune céphalée, aucun trouble moteur ou sensitif.

Il est intéressant de noter l'évolution bénigne de l'intervention chez un blessé déjà âgé (56 ans) ayant un enfoncement cranien avec esquilles et des lésions destructives du cerveau. La plaie pariétale du cuir chevelu a été guérie en cinq jours; quant à la plaie occipitale, les sutures ont été enlevées du cinquième au douzième jour, époque à laquelle la mèche servant de drain pouvait déjà difficilement être mise, étant donnée la rapidité de la cicatrisation. Il est vrai d'ajouter que l'opération eut lieu trois heures après l'accident. L'élévation de température notée au septième jour (38°) est due à la seconde injection de sérum antitétanique faite ce jour-là, elle n'a d'ailleurs aucunement troublé l'état du blessé. *L'incision de la dure-mère était nécessaire* puisque au-dessous d'elle se trouvaient *un foyer de contusion cérébrale et des caillots qui se sont éliminés immédiatement.*

La radioscopie du crâne du blessé faite quarante-huit heures après l'intervention, a révélé dans la région temporo-pariétale gauche, près de la paroi cranienne, en arrière de la région sourcillière, la présence d'un métal de la forme et de la grosseur d'une petite balle de revolver; cette balle est tolérée dans les tissus depuis plus de quinze ans.

Obs. XVI. — B... H., sous-lieutenant, 32 ans, blessé le 14 juin 1916 à 15 heures par éclatement de grenade en exercice commandé; premier pansement sur place, injection de sérum antitétanique. *Plaies pénétrantes du crâne région frontale droite et région temporale droite.* Plaie de la joue gauche; éraflures de la face et des paupières Arrachement complet de la main et du poignet droits. Plaies profondes multiples de la région épigastrique, de la région thoracique externe droite, des jambes et des cuisses.

A son entrée à l'hôpital le 14 juin, le blessé est dans un tel état, vision trouble, paralysie du membre supérieur gauche, état semi-comateux, que l'on se contente de faire la désinfection des plaies et de remonter l'état général à l'aide d'injections de sérum.

Interventions chirurgicales le 15 juin. Je fais une trépanation double avec l'assistance du Dr Lemercier pendant que mon aide, le Dr Caquille, pratique l'amputation de l'avant-bras et extirpe les nombreux projectiles de la paroi épigastrique, thoracique et des membres inférieurs, assisté du Dr Legrain.

Première trépanation frontale. — Dans la plaie du cuir chevelu, se trouve du cartilage articulaire des doigts de la main droite projeté par l'explosion. *La dure-mère est intacte, l'incision* donne lieu à *une évacuation abondante de matière cérébrale.*

Deuxième trépanation temporale. — La dure-mère est perforée; son *incision cruciale* permet l'écoulement de liquide sanguin et l'élimination de substance cérébrale. Je retire *quelques esquilles* à une profondeur de 3 centimètres.

Suture du lambeau, mèches alcoolisées, injections de sérum physiologique.

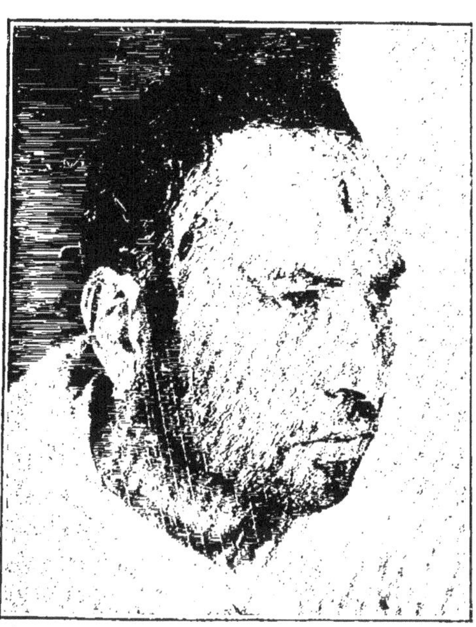

Fig. 41. — Obs. XVI. Blessures multiples par éclatement de grenade. Trépanation double le 15 juin 1916. Aspect des plaies le 12 juillet 1916. Cicatrice semi-circulaire correspondant à la suture du lambeau de la trépanation double. Sur la région frontale médiane, orifice par où passait la mèche de drainage de la première trépanation frontale. Sur la région temporale, orifice de la mèche de drainage de la seconde trépanation temporale. Cicatrice en Croix de Lorraine correspondant à la suture d'une plaie frontale pénétrante. Entre l'arcade orbitaire externe et l'orifice de drainage temporal, cicatrice correspondant à la suture d'une plaie pénétrante à ce niveau.

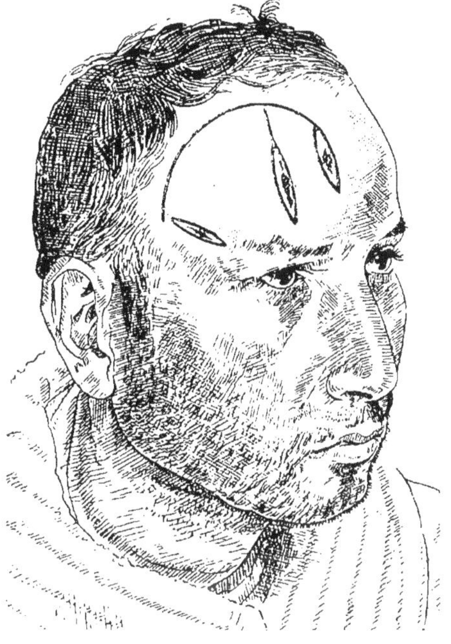

Fig. 42. — Obs. XVI. B... H., sous-lieutenant, 32 ans. Trépanation frontale droite et trépanation temporale droite, grand lambeau semi-circulaire. Tracé des lignes d'incision. Excision d'une plaie frontale médiane où aboutit l'extrémité interne et intérieure du lambeau semi-circulaire. Excision d'une plaie verticale frontale voisine à l'aide d'une incision en raquette dont le manche, très court, regagne le lambeau semi-circulaire. Excision d'une plaie dans la région temporo-orbitaire externe.

Les suites post-opératoires ont été des plus simples : la vision est devenue graduellement normale, l'impotence du membre s'améliore progressivement; en quittant l'hôpital le blessé élevait difficilement le membre supérieur gauche, ne pouvait manœuvrer la main gauche et esquissait le mouvement de pronation de l'avant-bras gauche, mouvement impossible à exécuter pendant les dix premiers jours.

La température s'est élevée un peu (38°6) le 22 juin, cette élévation est

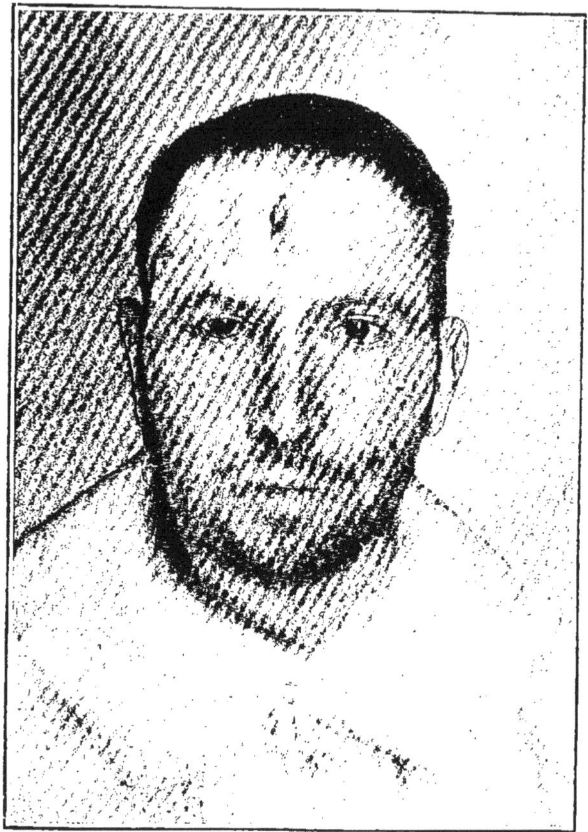

Fig. 43. — Obs. XVI. Le même blessé vu de face. Aspect des plaies le 12 juillet 1916.

due à la seconde injection de sérum antitétanique ; elle s'est abaissée le lendemain pour revenir et se maintenir ensuite au degré normal.

Entré le 14 juin 1916, le blessé a été évacué sur l'intérieur le 13 juillet 1916 dans un état des plus satisfaisants, tant au point de vue des plaies craniennes que des autres plaies qu'il présentait : les mèches alcoolisées étaient supprimées et le moignon de l'avant-bras était à peu près complètement cicatrisé.

Dans cette observation, *l'incision de la dure-mère était double-*

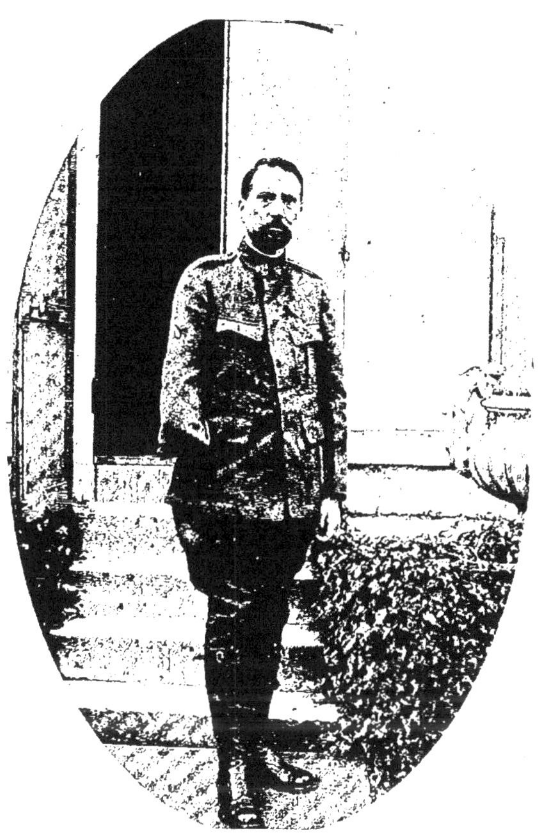

Fig. 44. — B... H. Sous-lieutenant. Trépanation double le 15 juin 1916.
Aspect du blessé le 15 septembre 1916.

Fig. 45.

ment nécessaire — dans la trépanation frontale parce qu'elle a donné issue à de la substance cérébrale désorganisée — dans la trépanation temporale parce que la déchirure de la dure-mère était insuffisante pour permettre l'écoulement du sang et de la matière cérébrale démolie. L'intervention doit être aussi précoce que possible, mais l'état général du blessé était précaire à son arrivée à l'hôpital et les blessures étaient si multiples qu'il était *nécessaire de mettre le blessé en état de supporter le shock opératoire :* trépanation double, amputation de l'avant-bras, débridements nombreux et extractions de projectiles.

Obs. XVII. — W... P., âgé de 15 ans, chute de cheval à Vavincourt le 30 juin 1916 à 18 heures, transporté d'urgence à l'hôpital à 22 heures.

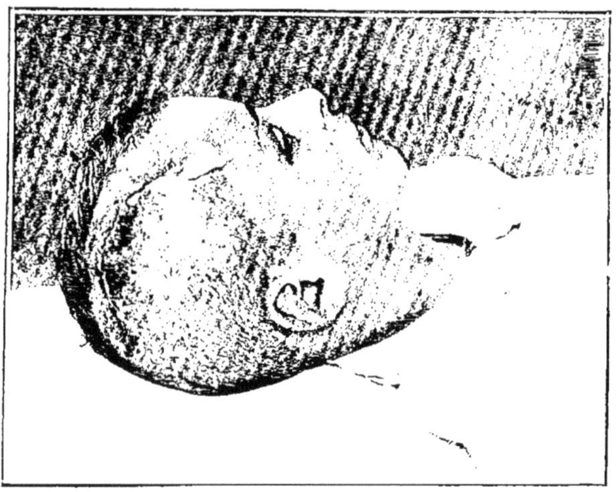

Fig. 46. — W... P., 15 ans. Fracture de la base du crâne et enfoncement latéral droit de la boîte cranienne par chute de cheval. Trépanation 2 juillet 1916. Aspect de la plaie le 12 juillet 1916.

A son arrivée l'enfant présentait un enfoncement apparent de la partie latérale droite de la boîte cranienne révélé par l'asymétrie du crâne, un hématome énorme de la région temporale infiltré de sang avec ecchymose de la face et ecchymose de la région mastoïdienne droite, ecchymose noirâtre. Il avait des vomissements répétés, le pouls était à 48 pulsations et l'état général comateux.

Je diagnostiquai une fracture de la base du crâne confirmée d'ailleurs deux jours plus tard par l'ecchymose sous-conjonctivale inférieure clas-

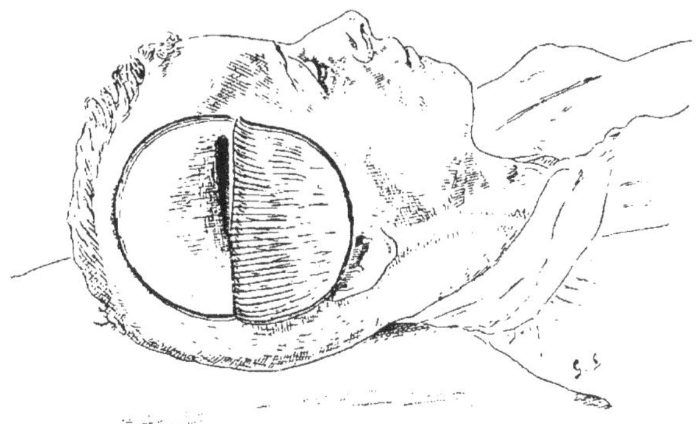

Fig. 47. — W... P., 15 ans. Fracture de la base du crâne. Ecchymose sous-conjonctivale et ecchymose mastoïdienne. Gros hématome de la région fronto-temporo-mastoïdienne. Enfoncement pariéto-temporal droit. Trépanation le 2 juillet 1916. Trait de fracture entre la portion résistante de la base du crâne et la portion latérale de la voûte osseuse infléchie en dedans. La région osseuse ombrée indique la portion de l'os infléchi en dedans.

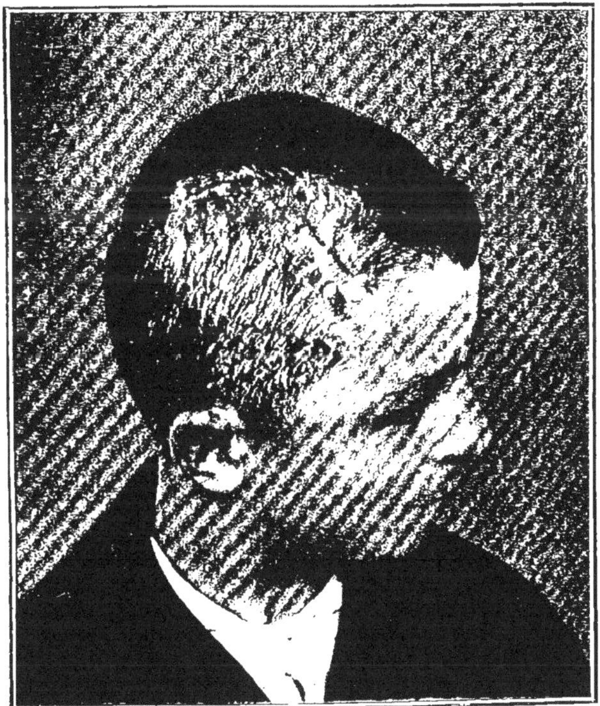

Fig. 48. — Obs. XVII. Le même blessé W... P., 15 ans. Aspect des plaies le 25 juillet 1916, la veille de son départ de l'hôpital.

sique. Comme il s'agissait d'un sujet très jeune je ne fus pas d'avis d'opérer immédiatement mais le surlendemain matin 2 juillet, devant la persistance des vomissements, devant la persistance du coma et étant donné l'enfoncement cranien, je me décidai à intervenir.

Je fis un grand lambeau semi-circulaire, toute la région temporale, le muscle et la fosse temporale étaient infiltrés de sang, de nombreuses pinces durent être placées. Le plan osseux pariéto-temporal mince était infléchi en dedans par rapport à la base du crâne résistante. Au niveau de la base

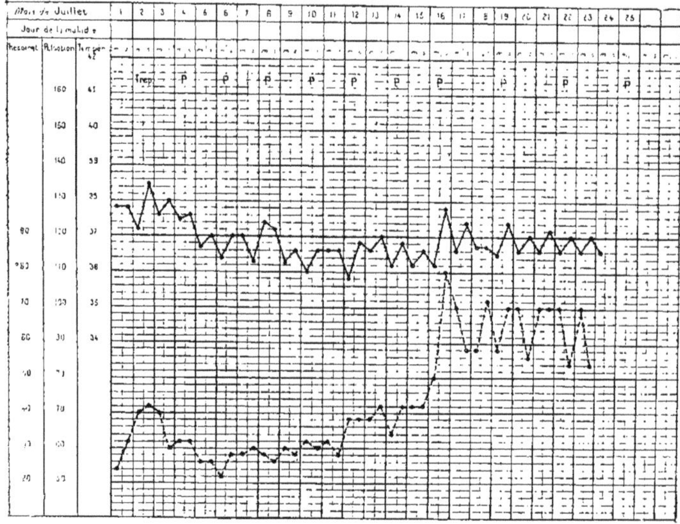

FIG. 49.

du crâne, une fracture étendue de 7 centimètres environ, séparait la portion pétreuse du rocher de la portion écailleuse du temporal légèrement en retrait. La fracture présentait un écart d'environ 3 millimètres. Je trépanai la portion écailleuse, du sang liquide était épanché entre la dure-mère et l'os, j'incisai la dure-mère en prenant soin d'éviter les branches méningées, un flot de sang également liquide fit irruption au dehors, le cerveau était congestionné. Je fis un lavage à l'alcool, suturai le lambeau et mis une mèche alcoolisée.

Les suites opératoires furent des plus simples, le blessé n'eut plus aucun vomissement. L'enfant ne sortit de son coma que le lundi 3 juillet, c'est-à-dire soixante heures après l'accident et vingt-quatre heures après l'intervention. Dix-sept jours après son entrée à l'hôpital, l'enfant avait encore une ecchymose verdâtre de la région frontale et faciale droite et derrière l'oreille droite une ecchymose violacée dont la surface avait diminué.

Le 18 juillet le blessé mange mais sans appétit, il présente un pouls un peu plus rapide (110 pulsations) la température s'élève un peu (37°9). *Cet état au vingt et unième jour est dû à l'état intestinal, un purgatif léger ramène le blessé à son état normal.*

Entré le 30 juin 1916, l'enfant quitte l'hôpital complètement guéri le 26 juillet 1916.

Dans ce cas de *fracture de la base du crâne avec enfoncement latéral droit* il n'est pas douteux que l'intervention ait rendu un grand service à l'enfant, elle a supprimé une première cause de compression due à l'épanchement sus-dure-mérien et à l'inflexion latérale interne du plan osseux pariéto-temporal et une seconde cause de compression due à *l'épanchement sanguin de la base du crâne, épanchement de sang liquide, qui grâce à l'incision de la dure-mère put s'écouler au dehors.* Il est à remarquer que malgré l'intervention chirurgicale, l'enfant opéré le samedi 1er juillet, *ne sortit de son coma que le lundi* 3 *juillet dans la matinée.* Quant aux vomissements ils ont disparu immédiatement après la trapanation.

Obs. XVIII. — Fracture de la voûte du crâne par éclat d'obus. Trépanation; épilepsie jacksonienne; *opération secondaire, incision de la dure-mère;* guérison. (Observation due à l'obligeance du Dr Cabannes, professeur suppléant de clinique chirurgicale à la Faculté de Médecine d'Alger.)

Ch... E., soldat de 2e classe, 23 ans, blessé le 23 avril 1916 à 16 heures devant Verdun par un éclat d'obus. A son entrée à l'hôpital le blessé présente une petite plaie du cuir chevelu linéaire offrant une longueur de 2 centimètres environ suppurant légèrement et située à la partie moyenne du bord supérieur du pariétal gauche à un travers de doigt de la ligne sagittale du crâne. L'exploration faite avec la sonde cannelée après désinfection de la plaie du cuir chevelu révèle l'existence d'une fracture de la table externe par enfoncement limité. Le blessé est immédiatement trépané; anesthésie à l'éther; *lambeau en U* à pédicule antérieur à grand axe antéro-postérieur après *excision totale de la plaie d'entrée du projectile.* On tombe sur une petite fracture par enfoncement de la table externe, enfoncement présentant les dimensions d'une grosse lentille ovalaire. Sur cet espace de 4 à 5 millimètres de diamètre, la corticale externe est enfoncée comme à l'emporte-pièce. En l'absence du trépan à fraises, trépanation au maillet et à la gouge du pariétal sur des diamètres égaux à ceux d'une pièce de 5 francs pour enlever une embarrure de la vitrée, embarrure de la surface d'une pièce de 1 franc et affectant une forme assez régulièrement circulaire. Nettoyage de la plaie à la solution de formol, acide phénique à 10 p. 1000.

La dure-mère est intacte ne présentant que quelques points ecchymotiques rares; suture du lambeau au crin de Florence, suture des parties latérales. En soulevant l'extrémité terminale du lambeau on tasse fortement

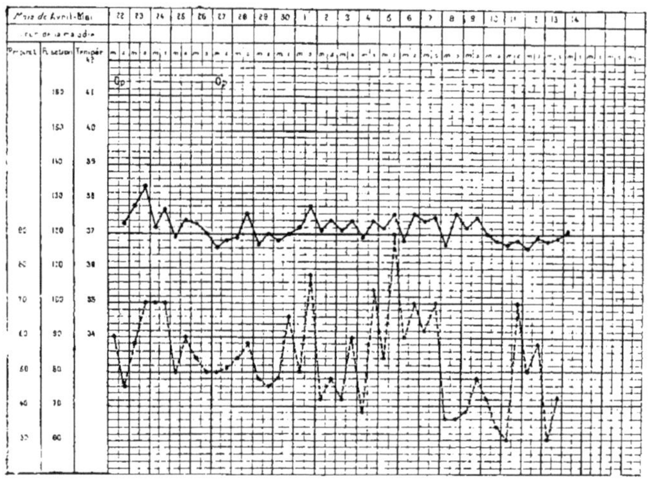

FIG. 50.

une compresse dans la brèche osseuse pour tarir une hémorragie notable du diploé.

Le 23 et le 24 avril, rien de spécial à signaler; la température s'est élevée après l'intervention à 38°4, pour redescendre le 24 au soir à 37°7.

Le 25, le blessé, d'après le rapport de l'infirmière de la salle, a eu une crise d'épilepsie à 16 heures.

Le 26 dans la matinée il a eu cinq crises d'épilepsie jacksonienne limitée d'abord au bras droit puis généralisée avec stupeur prolongée; pansement et substitution à la compresse qui a arrêté l'hémorragie d'une mèche à peine enfoncée de façon à supprimer toute cause de compression cérébrale.

Les crises cessent jusqu'au 27 au matin où une nouvelle crise d'épilepsie se produit.

Le 27 au matin, le blessé est conduit de nouveau à la salle d'opération. Libération du lambeau cutané; le cerveau ne battant pas, *on incise la dure-mère* tendue, ecchymotique, jaune verdâtre; immédiatement se déclare une petite hémorragie et par l'ouverture de la dure-mère *un épanchement sanguin ancien s'évacue avec un foyer de contusion de matière cérébrale* évaluable en quantité au cube d'une petite noix.

Drainage de la cavité cérébrale avec *une mèche imbibée d'alcool à* 95° suivant la méthode préconisée par le Dr H. Brodier; pansement avec des compresses à l'alcool.

Les suites opératoires ont été normales, la plaie ne suppurant pas. La plaie était presque complètement fermée quand le blessé a été évacué le 14 mai 1916 sur l'intérieur, il a écrit que les accidents épileptoïdes ne s'étaient plus renouvelés.

Cette observation de mon collègue et ami, le Dr Cabannes, est des plus intéressantes. Ayant trouvé la dure-mère intacte lors de la trépanation, il a jugé à propos de ne pas l'ouvrir. Des accidents épileptoïdes s'étant produits il supprime toute compression du cerveau; une nouvelle crise d'épilepsie se déclare qui le décide à faire une nouvelle intervention; *il incise la dure-mère tendue et ecchymotique cinq jours après la trépanation, six jours après le moment de la blessure* et par l'ouverture s'élimine un foyer hémorragique ancien et un foyer de contusion cérébrale. Les accidents d'épilepsie ont totalement disparu depuis.

Les observations XXXVIII, XLI et XLII figurant dans mon premier travail et les observations V, VII, IX, XII, XIV, XIX, XX, XXI, XXII, XXIII rapportées dans ce second travail s'ajoutent aux observations ci-dessus (Obs. XV, XVI, XVII et XVIII) pour prouver l'utilité de l'incision de la dure-mère.

La gravité de l'acte chirurgical est-elle accrue par le fait de l'ouverture de la dure-mère ; si elle est accrue la dure-mère ne doit être ouverte que lorsque les phénomènes de distension et de compression sous-jacentes sont manifestes mais ne venons-nous pas de voir que ces phénomènes peuvent se produire quarante-huit heures ou quelques jours après l'intervention. Ceux qui ont assisté à nos opérations et nous ont vu inciser une dure-mère semblant normale ont été surpris de voir les lésions cérébrales sous-jacentes ; pour nous la surprise existe en sens inverse car 8 fois sur 10 il existe des lésions sous-jacentes à la dure-mère, lésions qui s'expliquent par des contusions cérébrales avec désorganisation dues à la violence du choc reçu.

Que *reproche-t-on à l'incision de la dure-mère : le risque de l'infection grave cérébro-méningée et la production de la hernie cérébrale. Hernie cérébrale et infection semblent bien liées l'une à l'autre.* L'infection paraît jouer un grand rôle dans la formation de la hernie cérébrale, sinon comment expliquer — d'une part les cas de hernie à tendance progressive et rapide, le cerveau étant projeté à l'extérieur sous l'influence d'une poussée intra-cérébrale continue et violente — d'autre part les cas de cerveaux extériorisés qui battent normalement à l'air ou même sont affaisés et déprimés formant le fond d'un cratère dont les bords surélevés sont les bords circonférentiels de la brèche osseuse.

La tension intra-cérébrale et la compression sous-dure-mérienne jouent un rôle mécanique qui s'ajoute au rôle infectieux. *Infection et tension sont solidaires.*

Le *risque de l'infection profonde cérébro-méningée n'existe pas* si l'on a soin d'enlever largement les parties infectées, de pratiquer l'excision des lèvres des plaies de guerre ou traumatiques infectées, de transformer les plaies de guerre en plaies chirurgicales aseptiques qui seront suturées une fois terminée l'intervention intracérébrale. Cette excision doit être faite en même temps que la taille des lambeaux, elle se fait jusqu'à l'os. J'insiste sur ce point des plus importants : la trépanation comprend en réalité *deux interventions successives* comportant chacune leur *jeu spécial d'instruments.*

La première intervention se fait sur le cuir chevelu à l'aide des instruments disposés sur le plateau que j'appelle *exocranien ;* on excise les bords de la plaie ou des plaies de guerre.

La seconde intervention constitue la trépanation proprement dite, elle se pratique à l'aide des instruments répartis dans le plateau que j'appelle *endocranien.*

L'antiseptique utilisé pour le cuir chevelu est la *teinture d'iode,* le liquide employé pour le cerveau est *l'alcool à 95°.*

La production de la hernie cérébrale si elle est évitée surtout par l'absence d'infection, l'est encore par la décompression et par la décongestion cérébrale. Cette décongestion et cette décompression sont visibles après l'ouverture de la dure-mère et quand je dis ouverture, j'entends ouverture franche. Nous avons vu des opérateurs faire avec la pointe du bistouri et en dédolant une minime incision à la dure-mère, parfois la dure-mère était seulement dédoublée, parfois de l'ouverture dure-mérienne s'écoulait du liquide céphalo-rachidien et là s'arrêtait l'intervention. Cette méthode dénote l'incertitude et l'hésitation du chirurgien, en fait il ouvre la dure-mère sans

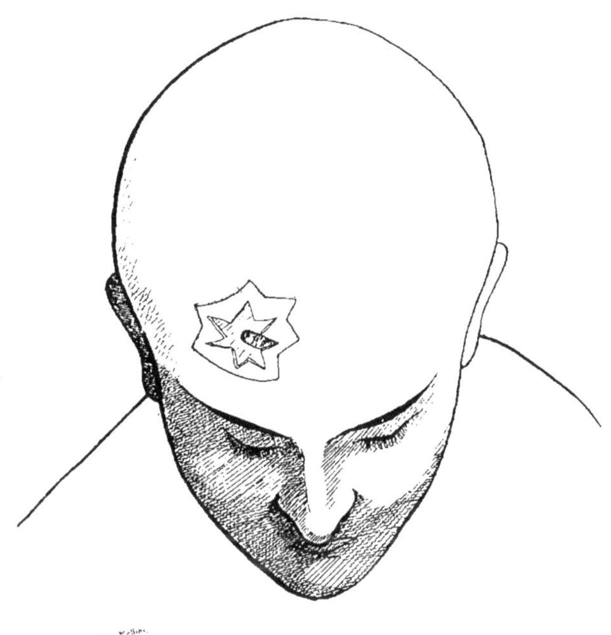

Fig. 51. — Plaie contuse à bords étoilés de la région frontale droite par éclat d'obus avec enfoncement frontal. Tracé d'incision figuré au trait rouge et suivant les bords de la plaie. Trépanation. Baleycourt, 28 février 1916.

avoir la prétention de l'ouvrir. Cette façon de procéder ne peut apporter aucun éclaircissement au point de vue diagnostic, aucune certitude au point de vue pronostic.

Les avantages que procure *l'incision de la dure-mère* sont les suivants :

1° *Décompression immédiate du cerveau* s'il existe une tension intra-cérébrale sous-jacente (Obs. XVII).

2° *Abolition préventive de la tension intra-cérébrale* qui pourrait se produire quelques jours plus tard (Obs. XVIII).

3° *Facilité de voir les lésions sous-jacentes à la dure-mère* et de les traiter en conséquence.

4° *Facilité d'expulsion immédiate à l'extérieur* pour les *caillots* ou la *substance cérébrale désorganisée* (Obs. V, XV, XVI et XXI).

5° *Possibilité aux lésions destructives ultérieures de s'éliminer* par l'ouverture dure-mérienne et osseuse (Obs. XIX).

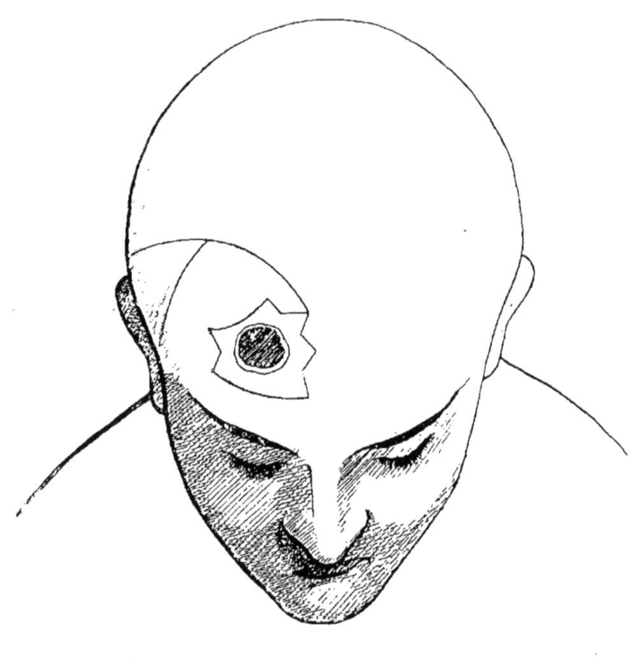

FIG. 52. — Le même blessé trépané à Baleycourt, le 28 février 1916. Les bords contus de la plaie d'entrée du projectile ont été excisés. Deux incisions libératrices figurées au trait rouge sont pratiquées pour permettre le glissement d'un lambeau du cuir chevelu destiné à recouvrir la perte de substance osseuse.

Si j'ajoute que la trépanation agit également en tant que *saignée*, action sur laquelle insistait mon maître Lucas-Championnière, il est facile de concevoir que l'intervention ainsi pratiquée a encore plus de chance *d'arrêter l'éclosion de l'infection*. Car elle agit comme *saignée locale* et comme *saignée générale ;* en tant que saignée locale elle a une action directe sur la région lésée susceptible d'être enflammée et infectée ; en tant que saignée générale elle est d'une efficacité thérapeutique indiscutable dans toute affection du cerveau.

L'utilisation d'un ou de plusieurs lambeaux du cuir chevelu pour recouvrir totalement la perte de paroi cranienne prévient l'issue exté-

rieure du cerveau parce qu'elle est le seul moyen d'éviter les infections secondaires. La cicatrisation du cerveau à l'air libre dans les incisions cruciales nécessite des pansements fréquents et expose le blessé à des infections ultérieures, aussi quand les lambeaux de voi-

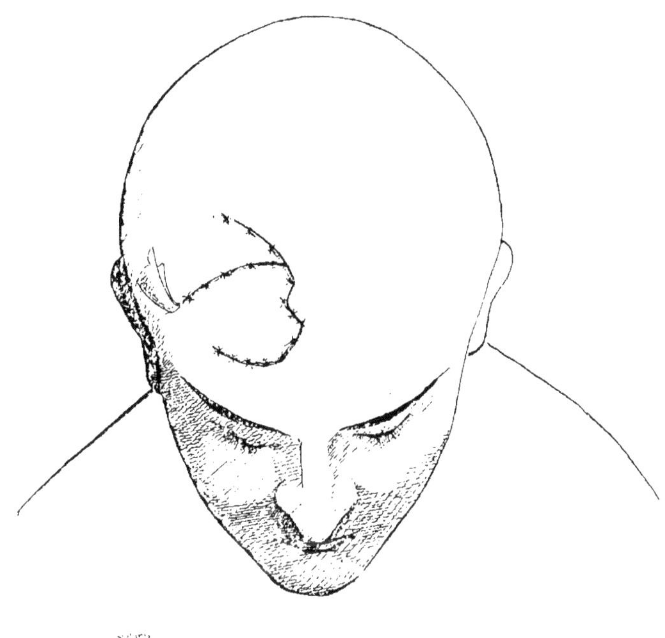

FIG. 53. — Le même blessé trépané à Balcycourt, le 28 février 1916. Le lambeau disséqué et ruginé doublé de périoste a été amené par glissement sur la surface osseuse trépanée ; le bord inférieur du lambeau formé par le bord supérieur de l'excision de la plaie frontale a été régularisé de façon à s'adapter aux autres bords excisés de la plaie d'entrée. Suture totale. La mèche alcoolisée de drainage fait issue en haut du côté de l'oreille droite.

sinage ne sont pas suffisants pour servir de téguments protecteurs, je fais des incisions libératrices et j'amène par glissement un lambeau qui recouvrira complètement la perte de substance osseuse (fig. 51, 52, 53), le drainage étant assuré par une mèche alcoolisée.

III

ASPECT DE LA SURFACE DU CERVEAU

ET

ASPECT OSSEUX DANS CERTAINS TRAUMATISMES DE GUERRE

Dans les traumatismes du crâne, chez des blessés, classés blessés légers, et dont la blessure remonte déjà à plusieurs jours, *quelques aspects du cerveau* différents de ceux signalés dans mon premier travail ont attiré mon attention.

I. — La brèche osseuse chirurgicale laisse voir dans certains cas une dure-mère tendue à tel point que l'indication s'établit d'agrandir l'orifice osseux, et malgré l'étendue de la nouvelle brèche opératoire, la tension intra-cérébrale sous-dure-mérienne ne diminue pas. L'incision des méninges ne donne lieu à aucun écoulement de sang ni de liquide céphalo-rachidien, le cerveau bombe immédiatement à l'extérieur et n'est animé d'aucune expansion, il a une *coloration hortensia foncée*, coloration comparable en tous points à celle qu'il m'a été donné d'observer chez des *épileptiques subintrants*, lorsque j'étais interne dans le service du professeur Reclus. Après plusieurs minutes d'expectative, la coloration hortensia foncée commence à pâlir légèrement et une expansion cérébrale des plus minimes se produit. L'observation rapportée ci-dessous est typique et je suis convaincu que l'évolution bénigne de la lésion est due à l'intervention chirurgicale pratiquée.

Obs. XIX. — V... G., soldat de 2e classe, 22 ans, blessé le 11 avril 1916 à Vaux à 17 heures; premier pansement au poste de secours ; injection de sérum antitétanique faite le 12 avril. *Plaies multiples de la tête et de la face par éclats d'obus.*

Intervention chirurgicale le 13 avril 1916 ; résection des bords des plaies du cuir chevelu ; exploration cranienne ; suture de la plaie sans drainage là où l'exploration est négative. Une des plaies située dans la région

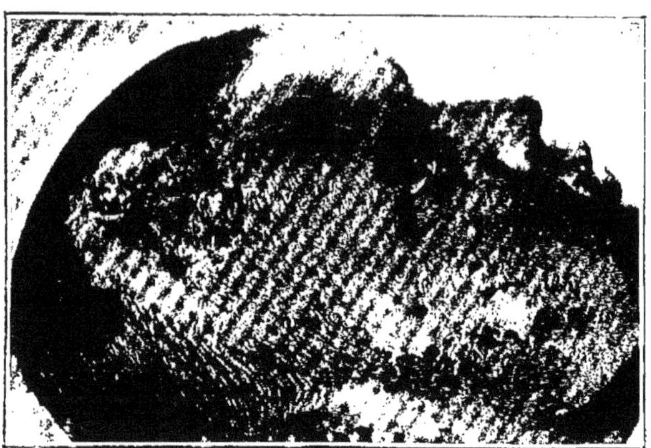

Fig. 54. — Obs. XIX. Trépanation le 13 avril 1916. Aspect de la plaie le 30 avril 1916.

pariéto-occipitale droite est contuse, les téguments sont œdématiés au voisinage et on voit sourdre extérieurement quelques gouttes de pus épais ;

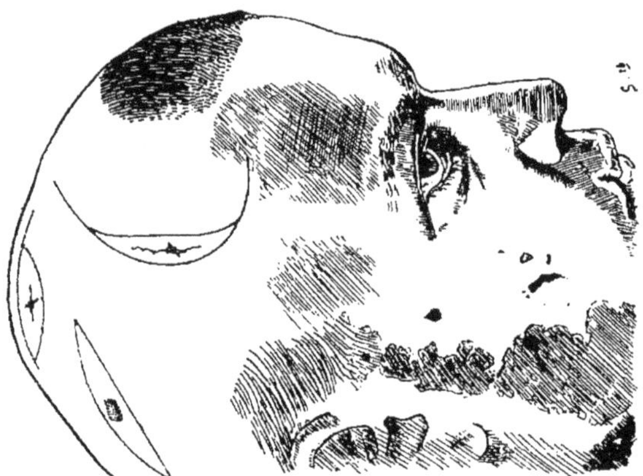

Fig. 55. — V... G., soldat de 2e cl., 22 ans. Exploration cranienne et trepanation fronto-pariétale. Trace des signes d'incision.

extraction d'un éclat d'obus dans la plaie, crâne intact. Dans la région pariétale droite antérieure et supérieure, exploration d'une autre plaie du cuir chevelu qui semble superficielle, à ce niveau je constate une fracture du crâne.

Trépanation. La dure-mère est tendue et violacée, la tension est telle que j'agrandis la brèche osseuse. L'incision de la dure-mère ne donne lieu à aucun écoulement de liquide mais le cerveau bombe immédiatement à l'extérieur. Malgré l'incision cruciale de la dure-mère, la décompression intra-cérébrale ne se fait pas, *le cerveau présente une coloration hortensia foncé ;* j'agrandis une troisième fois l'ouverture cranienne. Ce n'est environ qu'après cinq minutes d'attente que la coloration du cerveau pâlit légèrement et que se dessine un léger mouvement d'expansion cérébrale indiquant le début de la décongestion. Je suture alors le lambeau et mets une

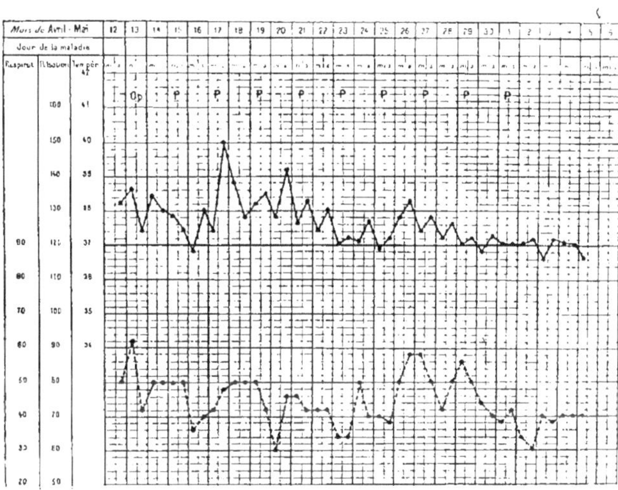

Fig. 56.

mèche alcoolisée après lavage à l'alcool à 95°. L'évolution post-opératoire a été des plus normales.

Entré le 12 avril 1916 le blessé a été évacué sur l'intérieur le 12 mai 1916.

Le tracé de la température indique 40° le 17 avril au soir, le pansement fait méthodiquement tous les deux jours avait été renouvelé le matin, rien dans l'état local de la plaie du cuir chevelu, rien dans l'état général du blessé n'expliquait l'ascension de la colonne thermométrique ; comme dans l'observation I il fallait chercher la cause ailleurs. La fièvre était due à un abcès profond de la joue droite consécutif à une plaie de la face ; l'abcès fut incisé le lendemain matin 18 avril.

Le blessé n'a présenté aucune tendance à la hernie cérébrale sous-cutanée comme j'en avais l'appréhension, étant donnée l'impulsion herniaire au moment de l'intervention. Je craignais une désorganisation du cerveau qui aurait pu déterminer des écoulements de matière cérébrale pendant les jours suivant l'opération ; le fait ne s'est pas produit. *La réorganisation de la substance cérébrale traumatisée n'a pu se faire que grâce à l'incision de la dure-mère qui a décomprimé le cerveau congestionné au plus haut degré.*

II. — Un aspect extérieur du cerveau que j'ai rencontré seulement chez des blessés trépanés quatre, cinq et six jours après la blessure est *l'aspect truffé*. De grandes taches noirâtres hématiques espacées et plus ou moins volumineuses existent à la surface du cerveau ; l'expansion cérébrale se produit assez rapidement après la trépanation. Ces taches représentent des exsudats sanguins plus ou moins anciens, il ne semble pas qu'il y ait de désorganisation appréciable du cerveau, on croit se trouver en présence d'accidents d'ordre vasculaire à évolution bénigne ; l'observation ci-dessous montre que la désorganisation est plus sérieuse qu'on pourrait le penser d'après les apparences, qu'elle est assez profonde pour amener dans la suite un écoulement très abondant de matière cérébrale.

Obs. XX. — D... R., soldat de 2e classe, 21 ans, blessé le 13 avril 1916 à 17 heures devant Verdun ; premier pansement sur place ; second pansement à l'ambulance ; injection de sérum antitétanique faite le 12 avril. *Plaie de la région latéro-frontale droite par éclat d'obus.*

Exploration cranienne le 15 avril. Dépression rugueuse et fracture du frontal près de la portion écailleuse du temporal. Trépanation. Hémorragie du diploë assez abondante après la section osseuse. Hématome sus-dure-mérien. Plaie contuse de la dure-mère. L'incision de cette dernière montre un *cerveau littéralement truffé*. Trois plaques noires existent dont la plus grande a la dimension d'une pièce de 2 francs. Suture du lambeau et mèche alcoolisée.

Pendant les quelques jours qui suivirent l'intervention, par la plaie s'écoula en très grande abondance de la substance cérébrale désagrégée, le blessé a eu des crises d'épilepsie jacksonienne subintrantes durant huit jours environ. La face, surtout du côté droit, était agitée de mouvements grimaçants. Ces crises eurent surtout lieu l'après-midi, une ou deux se produisirent dans le courant de la nuit. Pendant les crises le blessé paraît ne reconnaître personne, en dehors des crises il est lucide, cependant il semble avoir la mémoire de ces crises et se rappeler ce qui se passe pendant leur

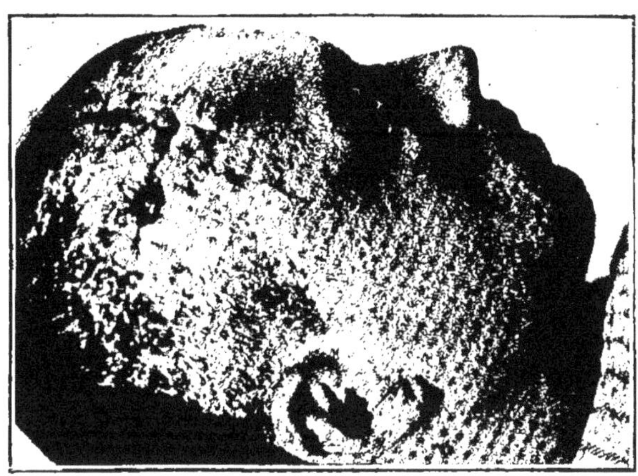

Fig. 57. — Obs. XX. Trépanation le 15 avril 1916. Aspect de la plaie le 30 avril 1916.

durée. Les crises ont disparu totalement huit jours après l'intervention, époque à laquelle la température est redevenue normale.

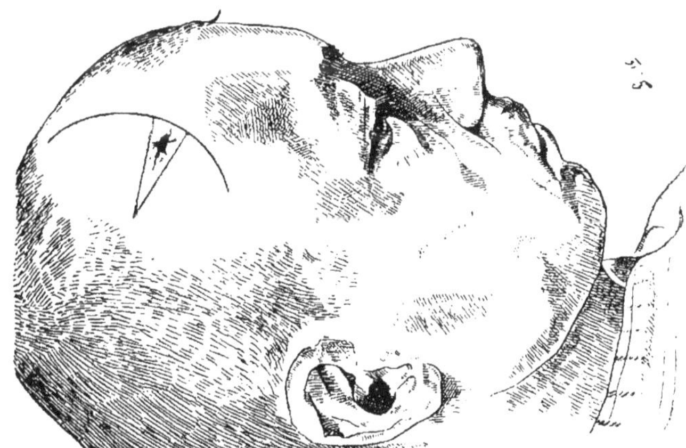

Fig. 58. — Obs. XX. D... R., soldat de 2e classe, 21 ans. Trépanation. Trace de la ligne d'incision.

Entré le 14 avril 1916, le blessé est évacué sur l'intérieur le 15 mai 1916.

Dans ce cas *l'incision de la dure-mère était nécessaire* car le cerveau était assez désorganisé pour se désagréger et s'éliminer ultérieurement, ce qui a pu se faire grâce à l'ouverture de la dure-mère. L'aspect extérieur du cerveau, sauf peut-être la présence des placards hémorragiques, ne faisait pas prévoir cette évolution ; il semblait que ces foyers auraient pu subir la régression ordinaire des exsudats sanguins. Un seul signe pouvait faire penser à une désorganisation assez profonde, c'était la minime expansion du cerveau

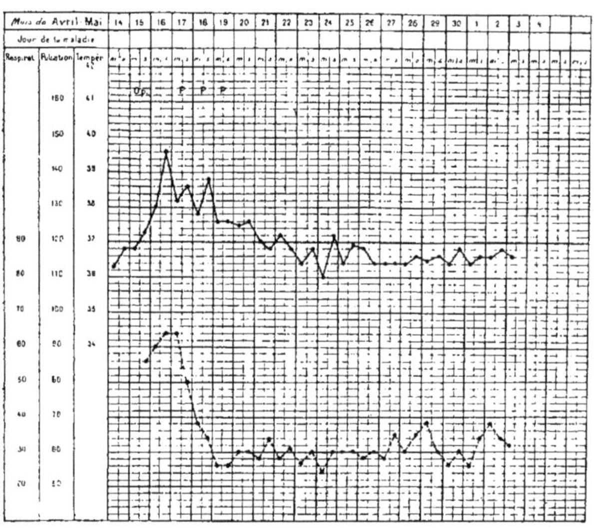

FIG. 59.

et son peu de tendance à revenir au niveau de l'orifice osseux malgré la décongestion produite par la trépanation et malgré l'ablation de l'hématome sus-dure-mérien.

Quant aux crises épileptoïdes subintrantes elles ne peuvent reconnaître pour cause la compression due à la mèche, cette dernière ne comprimait le cerveau d'aucune façon. Les pansements faits trop fréquemment ont vraisemblablement augmenté le nombre des crises ; ce qui me porte à reconnaître cette cause, c'est que les crises ont été moins fréquentes quand le pansement a été fait tous les deux jours et qu'il a consisté uniquement dans le remplacement de la mèche alcoolisée. On avait cru bien faire en faisant le pansement le lendemain de l'intervention, on avait injecté avec force de l'alcool dans la plaie, ce sont là des causes d'irritation ; le pansement doit être fait tous les deux jours et *la mèche faire son office de drainage* sinon elle ne fait qu'*obturer l'orifice de la plaie* et *déterminer une accumulation de liquide qui soulève le lambeau et cause une compression directe de la surface du cerveau au niveau de la brèche osseuse.*

III. — *L'aspect de la surface osseuse* est variable, il peut y avoir un simple changement de coloration de l'os sans dépression et sans aucune trace de fissure ; on peut observer un piqueté rougeâtre ou une tache foncée, indice d'un foyer hématique, une coloration ivoire ancien ou légèrement verdâtre, signe d'une nécrose partielle ou d'un abcès diploïque ou d'un abcès plus profond. Souvent, sans changement de coloration, la surface extérieure de l'os est parsemée de petites gouttelettes de sang vermeilles et multiples grosses comme des têtes d'épingle, mais un signe des plus curieux est le suivant que je n'avais pas encore trouvé au cours de mes interventions précédentes.

Sur la surface de l'os mis à découvert *au milieu des perles sanguines* s'échappant de la table externe se trouvent *deux ou trois grosses gouttes de sang se reproduisant instantanément* après l'essuyage de l'os fait avec une compresse et *ces gouttes de sang se reproduisent comme si une source sanguine en tension les alimentait et les poussait à l'extérieur*, à travers les pores osseux sur la table externe où elles viennent *s'étaler sous forme hémorragique.*

M'appuyant sur la présence de ce seul signe je me décidai à trépaner. L'os ne présentait à ce niveau aucune lésion externe ou interne, aucune fissure, aucune embarrure, aucune esquille. La dure-mère était tendue mais non perforée. *L'incision de la dure-mère* faite à distance du sinus laisse échapper un flot de sang liquide ; le sinus était déchiré à une distance éloignée de la région trépanée. *S'agit-il là d'un signe de déchirure du sinus,* je ne saurais l'affirmer mais quelques jours plus tard, dans un cas tout à fait analogue, avant de faire la trépanation j'annonçai aux Drs Degorce et Chagnolau qui assistaient à l'intervention qu'*il y avait toute chance de trouver une déchirure du sinus et l'opération confirma la déchirure de ce dernier*, j'avais eu soin d'ailleurs d'inciser la dure-mère à 2 centimètres du sinus pour qu'aucun doute ne pût exister sur la cause de la déchirure.

Obs. XXI. — Le G... P., blessé le 29 mars 1916 à Douaumont; pansement et injection de sérum antitétanique faits à l'ambulance; plaie de la région temporo-frontale droite par éclat d'obus ; *plaie minime en apparence.*

Le blessé entre le 30 mars à l'hôpital présentant un état cérébral normal et porteur d'une fiche avec le diagnostic de *plaie non pénétrante du cuir chevelu.* Le 1er avril la température qui était de 36° s'élève brusquement à 39° ; un léger état d'obnubilation s'établit sans s'accompagner de troubles moteurs sensitifs ou sensoriels, la respiration paraît être un peu plus courte.

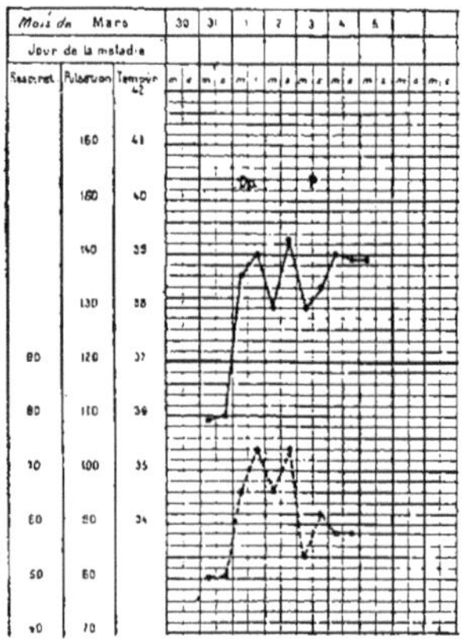

Fig. 60.

Exploration cranienne le 1er avril; incision curviligne. L'os mis à nu ne révèle aucune fracture. Des gouttelettes de sang perlent à travers la table externe de l'os, je les essuie minutieusement avec une compresse de gaze pour bien voir s'il n'existe pas trace de fissure, je n'en constate pas. Ce qui me frappe c'est la *reproduction rapide, immédiate de ces gouttelettes de sang et parmi elles de trois gouttes de sang plus larges s'étalant aussitôt* sur la face externe du crâne *sous forme hémorragique.* Je pensai alors à une lésion du diploë et de la table interne, lésion identique à celle que j'ai rapportée dans l'observation V relatée dans mon premier travail sur la trépanation (p. 40). Ce signe physique anormal joint à l'obnubilation légère du blessé me décident à pratiquer la trépanation. Je ne trouve aucune fracture de la table interne ; la tranche diploïque saigne abondamment, la dure-mère est tendue.

A peine *l'incision de la dure-mère* est-elle commencée qu'*un flot de sang provenant du sinus longitudinal supérieur fait irruption au dehors.* Le cerveau est fortement désorganisé, surtout dans la partie antérieure frontale où j'introduis une mèche compressive imbibée d'alcool à 95°. L'incision dure-mérienne est faite à 2 centimètres en dehors du sinus, la déchirure du sinus longitudinal paraît siéger à plusieurs centimètres en avant de la brèche osseuse.

La mèche est retirée le 3 avril, il ne s'écoule par l'orifice cutané ni sang, ni liquide céphalo-rachidien, ni matière cérébrale, les fils de suture tiennent bien et sont secs.

Le blessé n'a présenté pendant les quatre jours qui ont suivi l'opération aucun mouvement épileptoïde qu'une compression aurait pu déterminer. Du reste lors du pansement, la mèche compressive avait été remplacée par une simple lanière de gaze destinée à faire le drainage. Le blessé est resté dans un état comateux avec respiration stertoreuse, état dans lequel il est demeuré jusqu'au moment de la mort survenue le 5.

Entré à l'hôpital le 30 mars 1916, le blessé est décédé le 5 avril 1916 à 14 heures 45.

Obs. XXII. — F... L., soldat de 2e classe, 36 ans, blessé le 20 avril 1916 à Fleury ; premier pansement au poste de secours ; second pansement à l'ambulance ; injection de sérum antitétanique faite le 20 avril. *Plaie de la région pariéto-occipitale droite par éclat d'obus.*

Exploration cranienne le 25 avril. Extirpation de débris d'os dans la plaie et extraction du projectile. Fracture de la table externe de l'os. Trépanation. Je décolle le périoste, *des petites gouttes de sang* s'échappent de la surface osseuse et *de plus larges gouttes se reproduisent instantanément* après l'essuyage de l'os. C'est le signe que j'avais déjà observé et je m'étais demandé s'il avait une valeur séméiologique auquel cas je devrai trouver une déchirure du sinus. La brèche osseuse faite, j'aperçois une dure-mère non lésée mais tendue et violacée, je l'incise avec intention à 2 centimètres en dehors du sinus longitudinal supérieur et aussitôt s'échappe de l'incision un flot de sang nettement révélateur de la *déchirure du sinus longitudinal.* Un grand lavage à l'alcool à 95° est pratiqué, une mèche alcoolisée compressive est mise en place et le lambeau est suturé.

Le premier pansement est fait quarante-huit heures après l'opération, la mèche est retirée complètement. On a cru à propos de faire une injection d'alcool sous le lambeau, l'hémorragie du sinus se reproduit, d'où la nécessité de refaire une compression avec de la gaze.

Je fais moi-même le second pansement quatre-vingt-seize heures après l'opération, quarante-huit heures après le premier pansement, je me contente de raccourcir la mèche et d'en imbiber l'extrémité d'alcool à 95°. Au troisième pansement, quarante-huit heures après le second, la mèche est retirée et remplacée par une autre. Les suites sont normales, il n'y a pas eu de crise épileptoïde.

Entré le 21 avril 1916, le blessé a été évacué sur l'intérieur le 31 mai 1916.

Cette dernière observation est intéressante à tous les points de vue. Elle montre la nécessité *de faire l'exploration cranienne ;* le blessé était entré avec le *diagnostic de plaie superficielle du cuir chevelu,* ce qui explique qu'entré le 21 avril il ne m'a été adressé que le 25. Elle prouve l'utilité de se conformer strictement à la méthode du pansement, méthode qui dans *le cas de déchirure du sinus* consiste à *raccourcir seulement la lanière de gaze* de façon à décom-

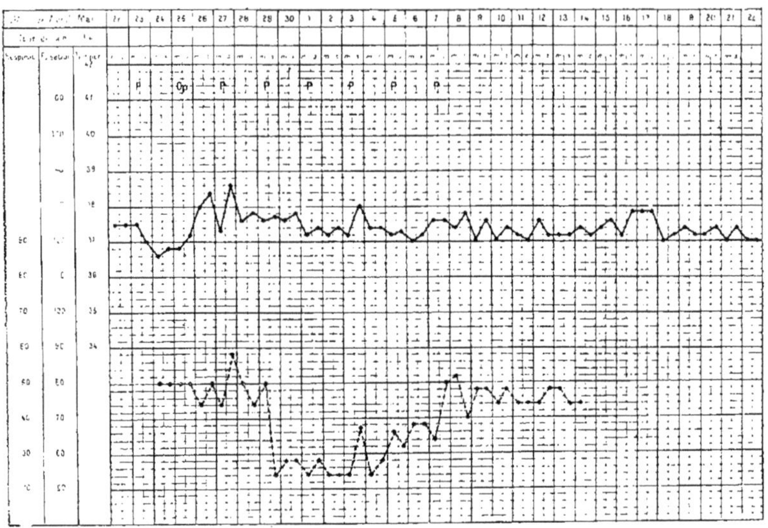

FIG. 61.

primer légèrement le cerveau qu'on a été obligé de comprimer pour arrêter l'hémorragie. Enfin on y trouve *ce signe* qui avait déjà attiré mon attention dans l'observation précédente et où j'ai constaté *la déchirure du sinus*.

IV

A PROPOS DU PROJECTILE INTRA-CÉRÉBRAL

L'extraction des corps étrangers intra-cérébraux doit être faite avec soin, si on veut éviter des accidents ultérieurs. Il m'est arrivé d'extraire des morceaux d'étoffe, de pierre, de verre, de cartilages articulaires provenant des extrémités des membres du blessé et entraînés par l'explosion de projectile, de la terre glaise jaunâtre (Obs. XIII, 1er volume, p. 58), des parasites même (Obs. XVII, 1er volume, p. 62). Je ne parle pas ici des esquilles ou fragments osseux plus ou moins profonds qui s'éliminent parfois spontanément, qui dans d'autres cas sont poussées rythmiquement vers la surface extérieure du cerveau démoli où on les saisit à l'aide d'une pince ; si les esquilles sont volumineuses elles peuvent rester à une profondeur plus ou moins grande, le cerveau n'a pas d'expansion, il est désagrégé et on peut sans inconvénient explorer prudemment la région lésée ; si la substance cérébrale est complètement désorganisée, l'emploi de la curette rend de grands services et amène les yeux du chirurgien sur les portions vitales du cerveau. Les esquilles sont parfois tellement profondes qu'elles peuvent traverser une grande partie de la substance cérébrale, dans ce dernier cas la radioscopie et la radiographie sont incapables de donner des renseignements utiles au chirurgien. Le chapitre actuel envisage seulement l'extraction des projectiles intra-cérébraux.

Il m'est arrivé maintes fois d'en enlever mais j'ai été navré dans quelques cas de ne pouvoir le faire pour les raisons suivantes :

Examen radioscopique inexistant ou insuffisant.

Repérage du projectile impossible à faire ou *fait dans des conditions défectueuses.*

Absence d'appareils électriques vibrateurs ou autres d'aimant (procédé du Dr Deslongchamps).

Impossibilité du contrôle radioscopique pendant l'opération.

Instrumentation tout à fait insuffisante.

I. — Le *projectile* peut être inclus à la fois *dans l'os et dans le cerveau*, enfoncé plus ou moins profondément dans ce dernier ; l'extraction est des plus faciles.

II. — Le *projectile* est dans la *partie superficielle du cerveau*, il y est le plus souvent au milieu d'esquilles provenant de la table interne, surtout s'il est peu volumineux. Le nettoyage de la brèche osseuse, l'ablation des esquilles entraînent l'ablation du projectile.

III. — Le *projectile* est inclus dans de *la substance cérébrale putride et ramollie*, l'extraction est facilitée soit par l'écoulement de la substance cérébrale, soit par le curettage de la matière démolie (Obs. XVI, 1er volume, extraction d'un shrapnell intra-cérébral).

IV. — La *nature* et le *poids* du *projectile* inclus sont des éléments dont il faut tenir compte. C'est ainsi qu'une balle ou un shrapnell sont ordinairement plus faciles à extirper que des éclats de bombe ou de grenade. Si des débris seulement d'enveloppe de balle ont pénétré dans le cerveau à la suite de ricochet, ces *débris métalliques légers et minces s'éliminent spontanément avec la substance cérébrale*.

V. — Le *projectile est profondément situé*. La trépanation faite, on explore la substance cérébrale, cette exploration est simple lorsque le cerveau est très démoli ; là où la recherche devient plus difficile, c'est lorsque le projectile est très profondément situé dans des portions relativement saines. Deux cas très différents se présentent : ou le blessé réclame une intervention urgente et la formation ne dispose pas de voiture radiologique, ou le blessé arrive dans une formation disposant d'une installation radiologique.

Premier cas. — Le seul guide dans la recherche du projectile est constitué par des signes cliniques joints à l'état du cerveau. Lorsqu'une balle n'a pas touché tangentiellement le cuir chevelu, mais a pénétré directement ou obliquement à travers le crâne, lorsqu'elle n'est pas ressortie, lorsque la ligne de direction n'est pas vers la face mais reste bien dans le champ de la boîte cranienne, il n'y a aucun doute sur la présence du projectile. C'est ainsi que sans la radiographie ni la radioscopie j'ai pu, le 3 janvier 1915, extraire une balle de fusil à 4 centimètres de profondeur au niveau de l'étage moyen de la base du crâne, balle qui avait pénétré par le fond de la fosse temporale derrière l'arcade zygomatique (Obs. XIV, 1er volume). Cette extraction a été faite *en se guidant sur les lésions destructives du cerveau.*

L'observation la plus intéressante est celle de L... F., 27 ans, blessé le 22 septembre 1914 près de Lacroix-sur-Meuse (Obs. XV, 1er volume). Ce blessé semi-comateux et aveugle présentait un gros enfoncement occipital au niveau même de la protubérance, enfoncement transversal d'une étendue de 7 à 8 centimètres, il n'y avait pas d'hémorragie ; il était impossible de retirer les fragments osseux sans trépaner. La brèche osseuse opératoire étant suffisante, j'enlève les fragments osseux enfoncés et aussitôt se déclare une hémorragie abondante ; le sang s'écoule en cascades rapides sur toute l'étendue de la lèvre inférieure de la fente cranienne. Je ne pouvais songer à faire de la compression tant que l'extirpation de fragments profonds n'était pas assurée ; or en cherchant à les retirer avec l'index et le médius, le dos de la main comprimant autant que possible le pressoir d'Hérophile, je sentis un shrapnell tout à fait à l'extrémité de mes doigts à 6 centimètres de profondeur dans la cavité cranienne ; j'essayai de retirer ce shrapnell avec une pince, la chose me fut tout à fait impossible ; j'arrivai enfin à faire cheminer le projectile au dehors et à pouvoir le prendre entre mes deux doigts tout en continuant une compression relative avec le dos de la main et une compresse de gaze appliquée sur le confluent veineux. Je fis un grand lavage de la cavité cérébrale avec de l'alcool à 95° et une compression du pressoir d'Hérophile avec de la gaze alcoolisée. Les suites opératoires furent normales, le blessé recouvra peu à peu la vue et plus d'un an et demi après l'intervention il a repris sa vie ordinaire. *C'est en extirpant les fragments profonds que je reconnus la présence du shrapnell,* j'aurais pu l'extraire encore plus facilement avec un instrument approprié, instrument d'autant plus néces-

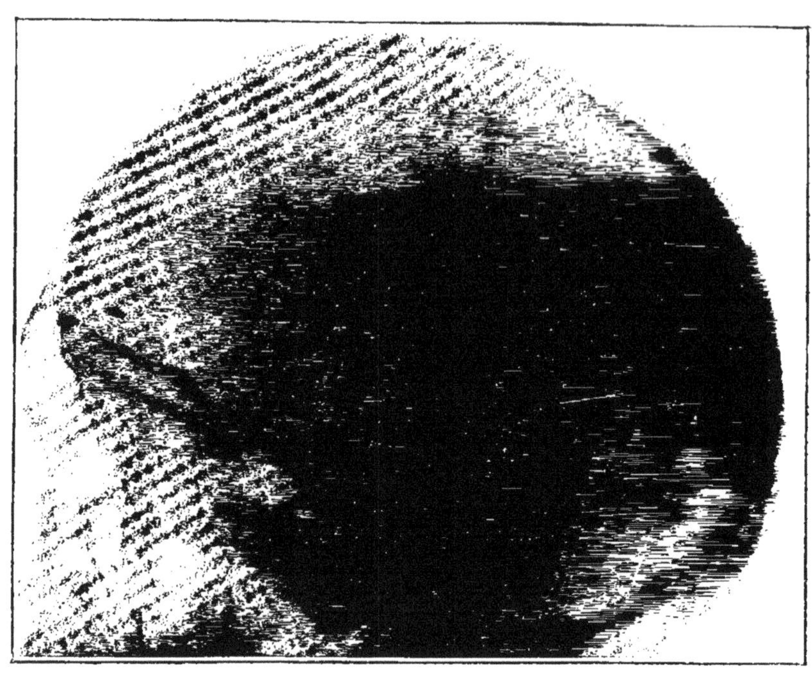

Fig. 62. — Épreuve radiographique d'un éclat d'obus intra-cranien.

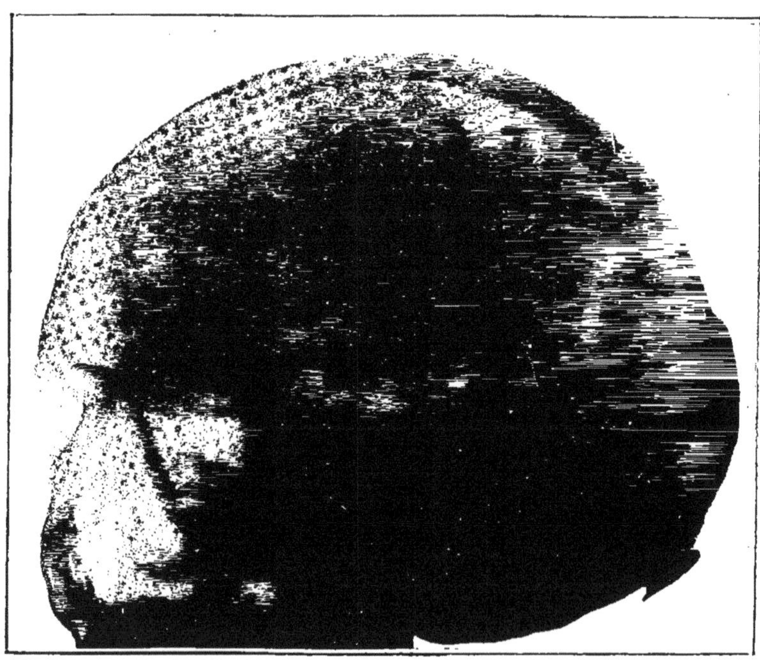

Fig. 63. — Épreuve radiographique d'un autre éclat d'obus intra-cranien.

saire que l'hémorragie formidable survenue au cours de l'opération réclamait une intervention rapide.

DEUXIÈME CAS. — *Le projectile a été repéré* (fig. 62 et 63). Une

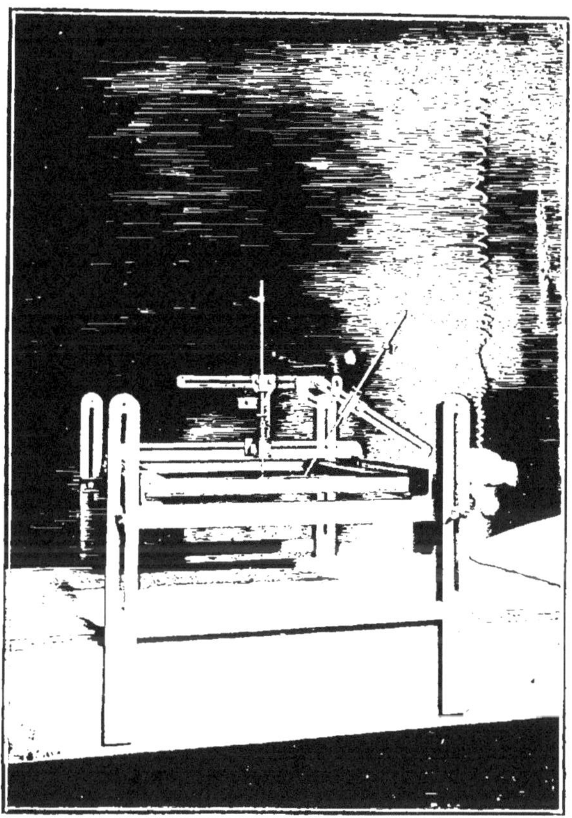

FIG. 64. — Compas de repérage de projectiles inventé par M. Duboistesselin, docteur ès sciences, chargé du service radiographique à l'Hôpital Saint-Nicolas à Verdun.

observation instructive est l'observation XLVIII du 1er volume, ayant trait à un caporal blessé le 11 août 1915 aux Éparges ; le repérage du projectile fut fait par le Dr Duboistesselin, docteur ès sciences, chargé du service radiographique de l'Hôpital Saint-Nicolas de Verdun ; le projectile entré par la région frontale gauche (fig. 103, 1er volume) et repéré très exactement se trouvait à la région centrale postérieure du cerveau à 13 centimètres de la région frontale, à 7 centimètres de la région latérale externe gauche et à 6 centimètres du vertex. Le Dr Duboistesselin assistait à l'intervention faite le 13 août, l'orifice d'entrée du projectile était presque circulaire et tout petit, la substance cérébrale s'élimina, aussitôt la brèche osseuse pratiquée. Le blessé étant couché, la tête reposant horizontalement la nuque sur la table, j'introduis dans la substance cérébrale une sonde de Nélaton qui de son propre poids s'enfonce par

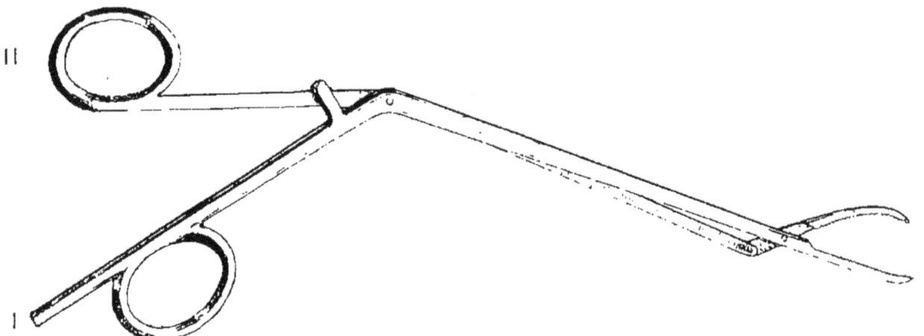

Fig. 65. — Modèle de pince pour extraction de projectiles intra-cérébraux.
I. Branche exploratrice rigide et fixe jouant le rôle de sonde cannelée. II. Branche mobile à préhension

progression rythmique et saccadée jusqu'à près de 13 centimètres dans la substance cérébrale un peu en dehors de la grande faux du cerveau et suivant un axe parallèle à celle-ci. Prenant l'extrémité de la sonde, je n'ai pas l'impression d'un corps métallique mais simplement d'une rénitence indiquant que je suis au but de mon exploration. J'introduis une longue pince dans le cerveau, le long de la sonde cannelée que je retire ensuite ; au moment d'ouvrir légèrement les mors de la pince, je me rends compte que l'écartement des branches risque de démolir de la substance cérébrale saine et je renonce à extirper ce projectile faute d'une *instrumentation nécessaire*. Le blessé a été évacué le 8 septembre ayant gardé son projectile à mon grand regret.

Dans ce cas-là outre la radioscopie, le Dr Duboistesselin, à l'aide de son compas spécial de repérage (fig. 64) avait localisé mathématiquement la situation du projectile, il avait tiré deux épreuves radiographiques, une latérale et une de face, et j'avais encore pu voir la radiostéoroscopie des images grâce à un dispositif ingénieux installé par lui au service radiographique de l'hôpital. Dans l'intervention *l'instrumentation insuffisante* ne m'a pas permis de faire *sans danger* l'extirpation du projectile.

L'instrument que je n'ai pu faire exécuter en raison des circonstances est le suivant, qui est une modification de la pince nasale pour extraction de corps étrangers, pince d'un usage pratique lorsque le projectile n'est pas profondément situé. Cet instrument est formé de deux pièces, une première pièce métallique, *guide* ou *explorateur* dont la partie horizontale est longue de 14 centimètres, sur lequel se trouve branchée une seconde pièce métallique *destinée à la préhension;* l'ensemble des deux pièces articulées forme *une pince* dont les extrémités terminales sont mousses, la branche exploratrice dépassant légèrement la branche de préhension. La *pince* doit nécessairement être *longue* et *mince* parce que dans les opérations faites aussitôt la blessure, conditions dans lesquelles j'opérais, l'utilisation de la voie d'entrée et du chemin parcouru par le projectile est le seul procédé à recommander; en utilisant ce chemin d'entrée on réduit au minimum les lésions du cerveau.

Après avoir laissé la sonde cannelée pénétrer par son propre poids dans la substance cérébrale, la pince est introduite en ne tenant compte que de la branche *exploratrice*, *branche fixe* jouant elle-même le rôle de sonde cannelée, l'extrémité mousse de l'instrument reconnaissant le projectile est poussée de façon à le dépasser et l'autre main appuie sur la pièce métallique de *préhension* pour déterminer l'écartement des deux mors et saisir le projectile. La pince est disposée de telle sorte que l'écartement des deux mors se fait au niveau du foyer du projectile; dans le trajet intra-cérébral, l'écartement des deux branches de la pince est des plus minimes et ne traumatise pas la substance cérébrale.

Le contrôle radioscopique est des plus importants pendant l'intervention; il renseigne à tout instant sur l'exactitude de la marche de l'instrument. Pour que les renseignements soient clairs, il est nécessaire de *faire varier la position de la tête du blessé sous l'écran* surtout pour la préhension du projectile.

Si nous avions à donner, d'après notre expérience, une impression sur la tolérance chirurgicale et opératoire des régions cérébrales, nous placerions d'après le degré de tolérance, en premier lieu la région occipitale, puis la région frontale, ensuite la région pariétale et enfin la région temporale basse.

Figures destinées à montrer le procédé d'extraction d'un projectile intra-cérébral à l'aide d'une pince nasale.

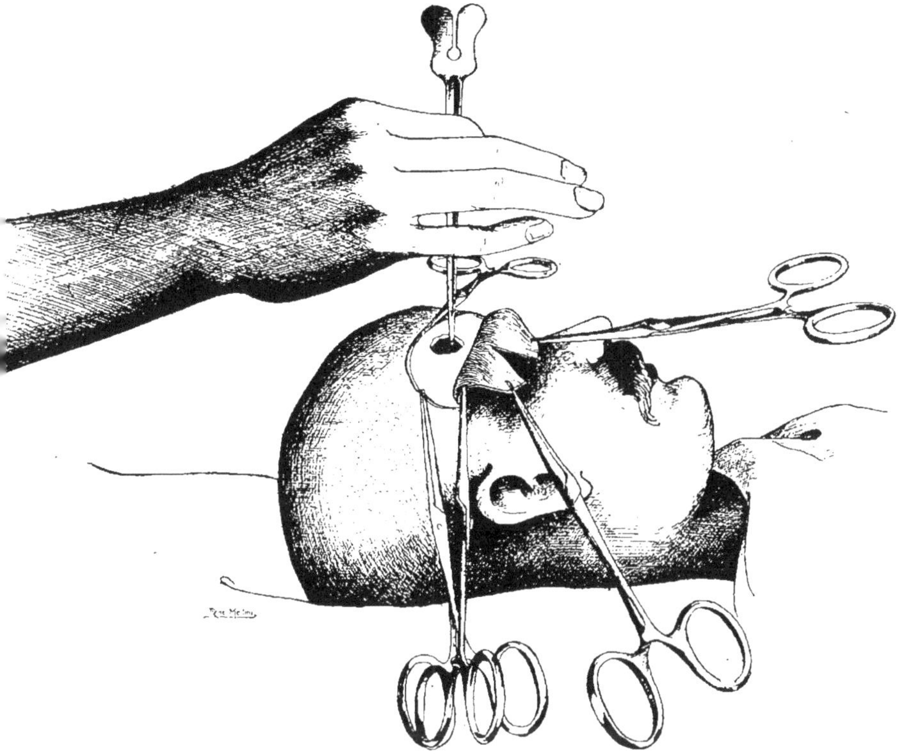

Pl. I. — Mode d'introduction de la sonde cannelée, la main se faisant aussi légère que possible.

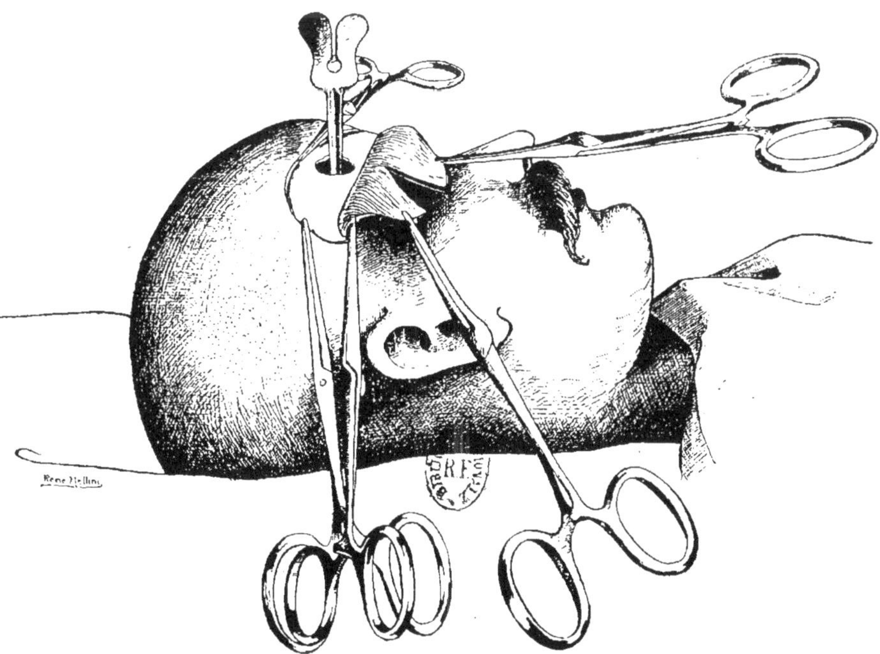

Pl. II. — Pénétration rythmique de la sonde cannelée, par son propre poids dans la substance cérébrale lésée.

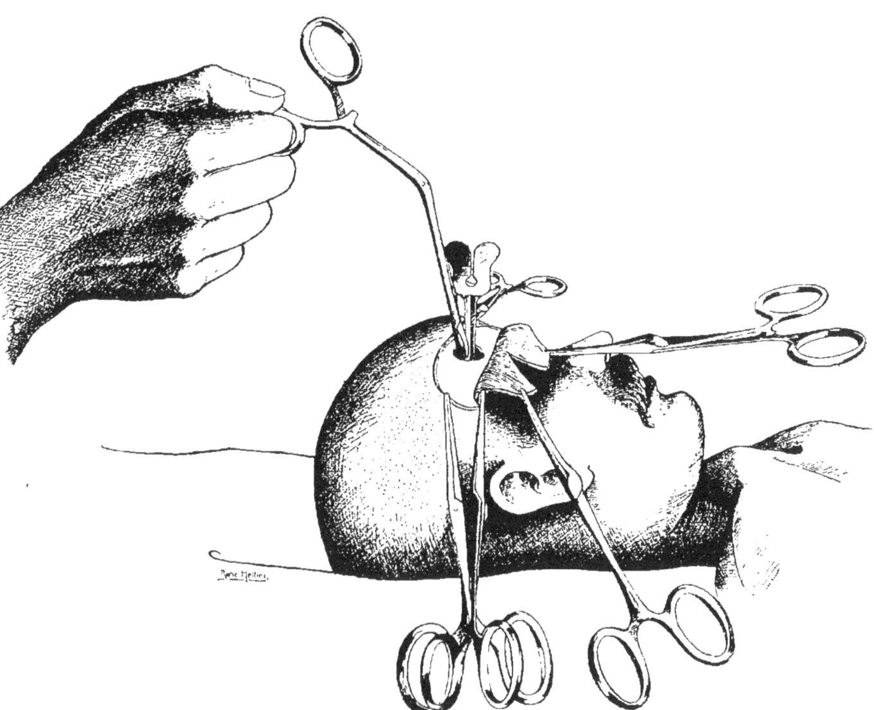

Pl. III. — Introduction de la pince à projectile le long de la sonde cannelée.

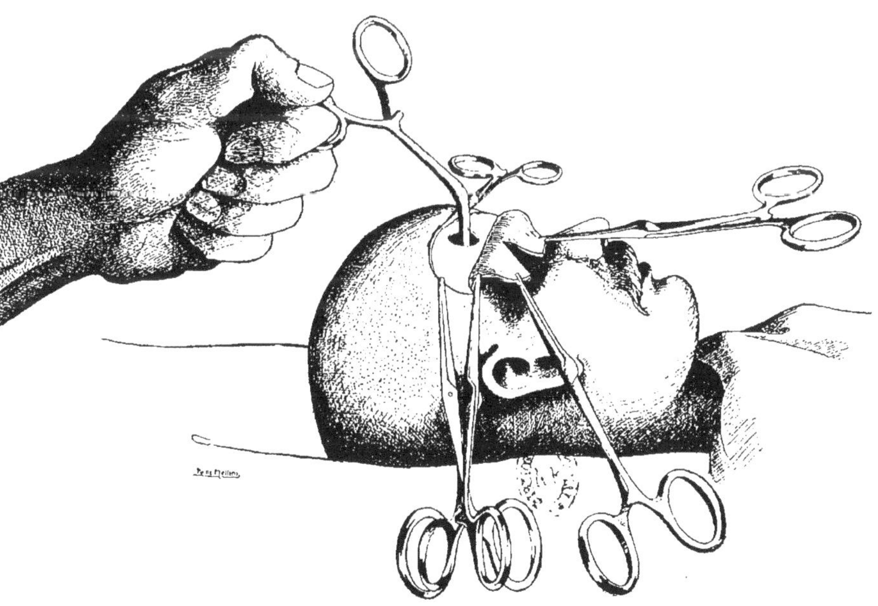

Pl. IV. — Recherche du projectile à l'aide de la branche fixe de la pince jouant le rôle de sonde exploratrice.

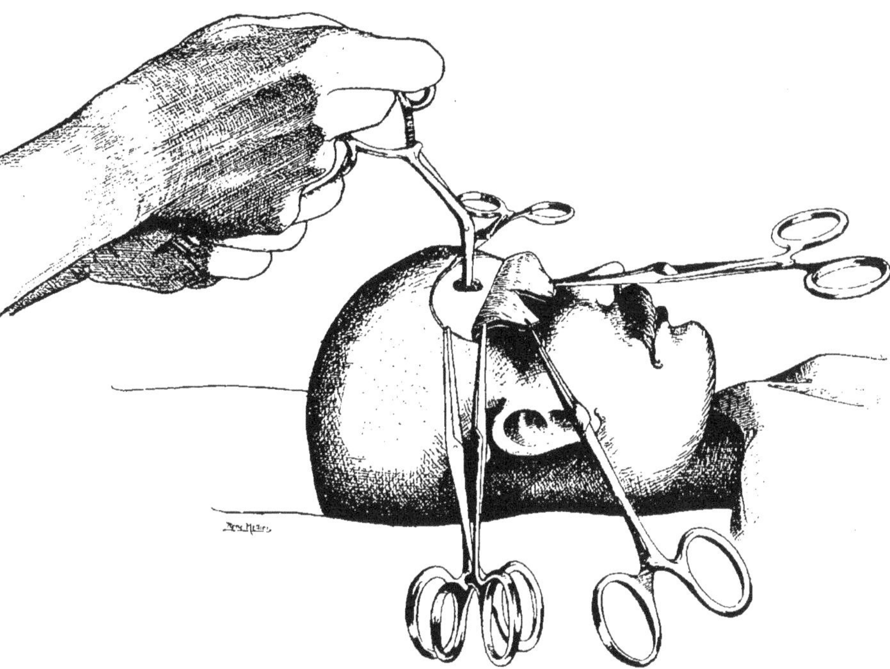

Pl. V. — La main gauche maintient la branche fixe en contact avec le projectile, la main droite fait manœuvrer en la soulevant la branche mobile dite de préhension.

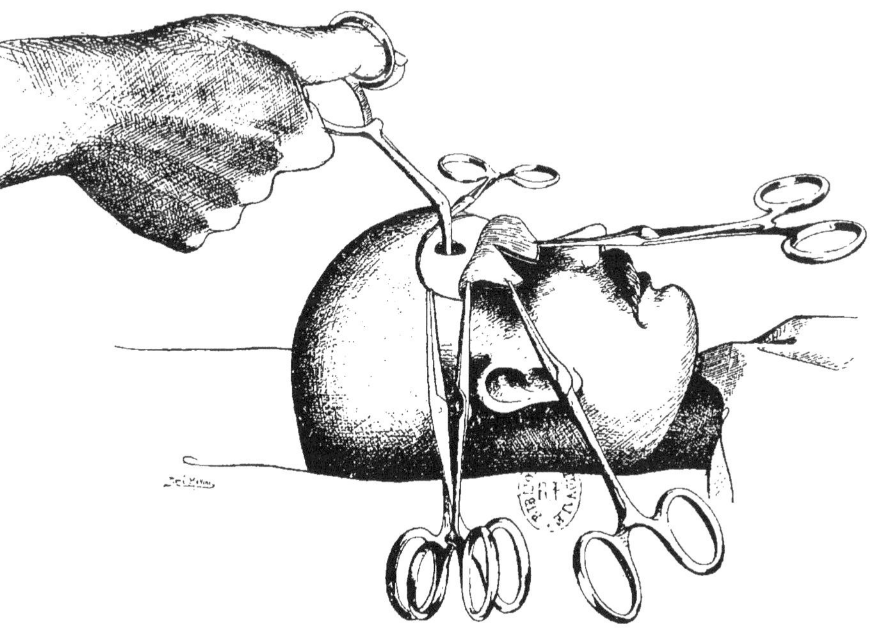

Pl. VI. — Le projectile est saisi et extrait.

V

DU PANSEMENT

La méthode d'application du pansement est un facteur aussi important que la méthode de trépanation pour l'évolution bénigne des lésions après l'intervention chirurgicale.

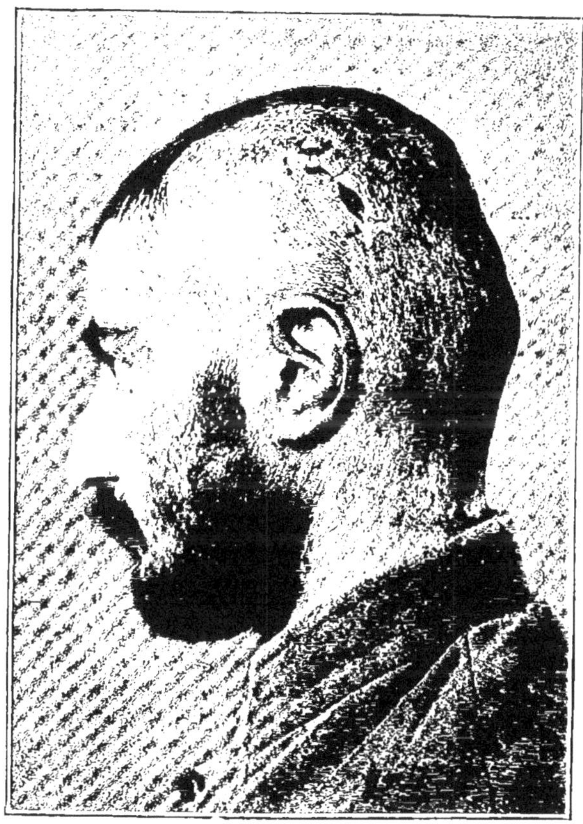

FIG. 66. — P... J., soldat de 2e cl., 27 ans, blessé à Fleury le 4 août 1916 par éclat d'obus. Plaie du cuir chevelu pariéto-temporale gauche. Entré à l'hôpital le 5 août à 17 heures 1/2. Exploration cranienne. Résection de la plaie d'entrée. Perforation osseuse. Trépanation, esquilles de la table interne, petite éraflure de la dure-mère par où s'écoule du sang artériel. Hémorragie de l'artère méningée, incision de la dure-mère, écoulement d'un peu de substance cérébrale désagrégée. Lavage à l'alcool, compression, suture totale, mèche de drainage. Aspect de la plaie le 10e jour après la trépanation, les fils sont enlevés, on aperçoit l'orifice de la mèche.

I. — *La bandelette de gaze trempée dans l'alcool à 95° doit être appliquée au niveau de la brèche osseuse* sans comprimer la surface cérébrale s'il n'y a pas d'hémorragie; *elle constitue le drainage*, elle

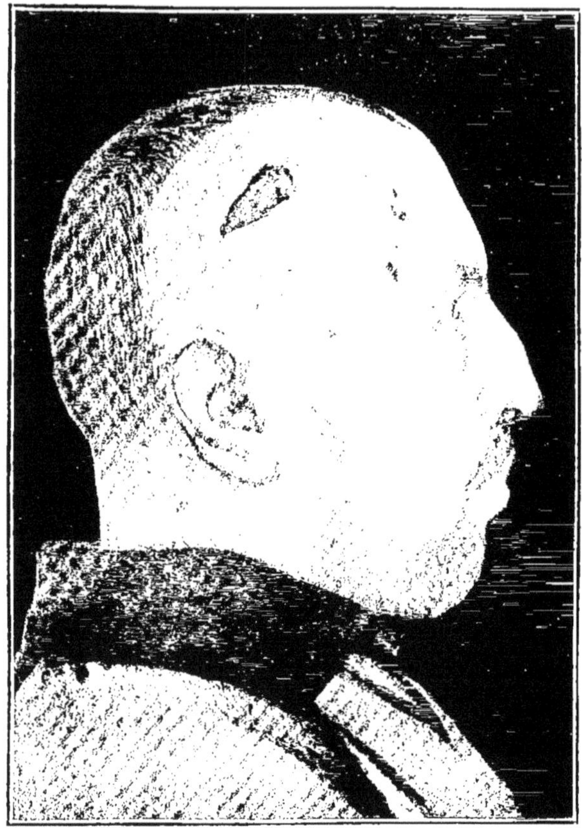

FIG. 67. — P... J. Trépanation le 1er janvier 1916. Aspect de la plaie 3 semaines après l'intervention.

assure l'écoulement possible des liquides à l'extérieur. Cette bandelette ne doit pas avoir de *bords effilochés* qui puissent adhérer aux tranches de section osseuses; *les coupes osseuses doivent d'ailleurs être régularisées* pour ne pas causer l'accrochage du pansement. Lorsque cette bandelette est retirée quarante-huit heures après l'intervention, elle est remplacée par une semblable. Il est excessivement important que la gaze soit replacée au niveau même de la perte de substance osseuse; j'ai vu des blessés pansés suivant ma méthode paraît-il, mais pansés d'une façon défectueuse, ce qui tenait d'abord à ce que le pansement était fait par une personne qui n'avait pas assisté à l'opération, ensuite à ce que la brèche osseuse était distante de l'ouverture extérieure du cuir chevelu et à ce que le trajet parcouru par la bandelette de gaze était relativement long pour de l'extérieur gagner la région de la perte de substance osseuse. Deux inconvénients pouvaient se produire : soit une rétention immédiate de liquide au niveau de la trépanation sous les lambeaux suturés, la mèche ne drainant pas ; soit une rétention tardive, la mèche jouant le rôle de bouchon obturateur et n'assurant plus le drainage d'une part, le milieu antiseptique d'autre part, l'alcool ne se trouvant pas au contact de la surface cérébrale. La distension du lambeau gêne le travail de réunion des lèvres de la plaie et compromet le bon résultat de l'intervention.

II. — Non seulement il faut recouvrir de téguments la brèche osseuse (fig. 66 et 67) mais *il faut après l'opération maintenir la brèche osseuse recouverte*. Sous aucun prétexte on ne doit enlever les fils maintenant les tissus au voisinage de la brèche osseuse ou sur la brèche osseuse. Car si on doit pratiquer la suture des lambeaux à distance des rebords de la section osseuse, la disposition des plaies de guerre, leur étendue, leur multiplicité ne permettent pas toujours d'appliquer le principe de la méthode. C'est surtout dans les cas où la suture des lambeaux est située au niveau même de la trépanation qu'il est de toute nécessité d'obtenir une suture rapide et parfaite des lambeaux, suture qui est la sauvegarde contre la hernie cérébrale parce qu'elle écarte tout danger d'infection secondaire.

Obs. XXIII. — Gr... F., soldat de 2e classe, 20 ans, blessé le 9 avril 1916 à 16 heures du soir au Mort-Homme ; premier pansement sur place au poste de secours; injection de sérum antitétanique faite le 10 avril. *Plaie de la région pariétale droite par éclat d'obus*.

Exploration cranienne le 11 avril, fracture du pariétal droit, trépanation, aussitôt la dure-mère incisée, dégurgitation cérébrale de coloration « lie de vin », suture du lambeau, mèche alcoolisée.

L'écoulement de matière cérébrale se fait durant quelques jours par la mèche. Crises épileptoïdes répétées ; pendant une de ces crises, le blessé tombe du lit sur le plancher, la tête la première ; le pansement se trouve

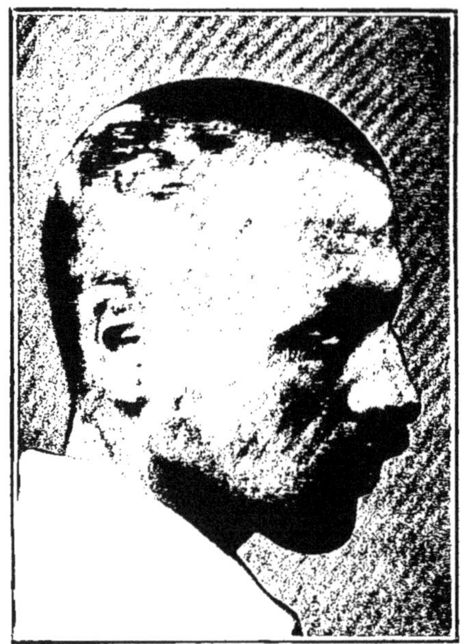

Fig. 68. — Obs. XXIII. Trépanation le 10 avril 1916. Aspect de la plaie le 30 avril 1916.

Fig. 69. — Obs. XXIII. Gr... F., soldat de 2e classe, 20 ans. Trépanation, tracé de la ligne d'incision.

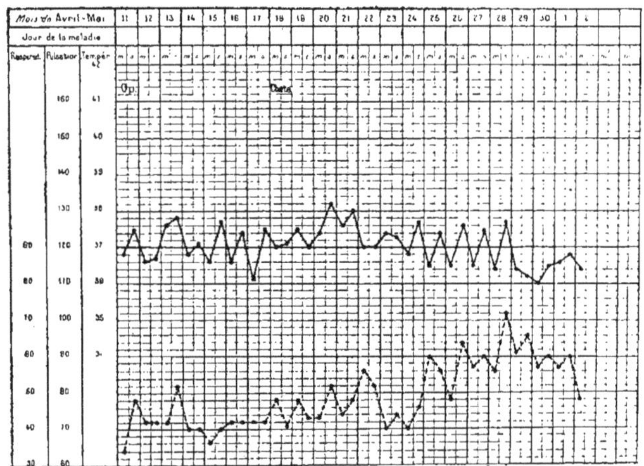

Fig. 70.

défait. La chute a lieu le 19 avril ; le blessé se plaint de maux de tête et la température s'élève le lendemain à 38°2 ; un état d'hébétude se produit qui persiste pendant quelques jours.

La suture de la plaie est tendue et la peau est enflammée au pourtour. Aucun doute ne peut exister sur le *début de l'infection consécutive à la chute sur le parquet*. Sans mon avis deux fils sont enlevés, l'un à l'extrémité opposée à l'orifice de drainage, l'autre au milieu du lambeau, immédiatement au niveau de la brèche osseuse. Une tendance à la hernie cérébrale à ce dernier endroit est manifeste; la hernie se produit légère quelques jours après la chute. Le blessé revient peu à peu à son état normal, malheureusement l'accident survenu pendant la crise a été cause d'une infection secondaire et a déterminé la complication herniaire rendue encore plus facile par l'ablation du fil de suture faite au milieu même de la ligne de réunion des lambeaux.

Entré le 11 avril 1916 le blessé a été évacué sur l'intérieur le 3 mai 1916.

Lorsqu'un blessé est sujet à des crises épileptoïdes un dispositif doit être assuré pour l'empêcher de tomber hors du lit; dans l'observation qui précède, le drainage était mal assuré et le fil de suture n'aurait pas dû être enlevé au niveau de la brèche osseuse.

OBS. XXIV. — R... G., caporal, 42 ans, blessé le 3 avril 1916 à 12 heures

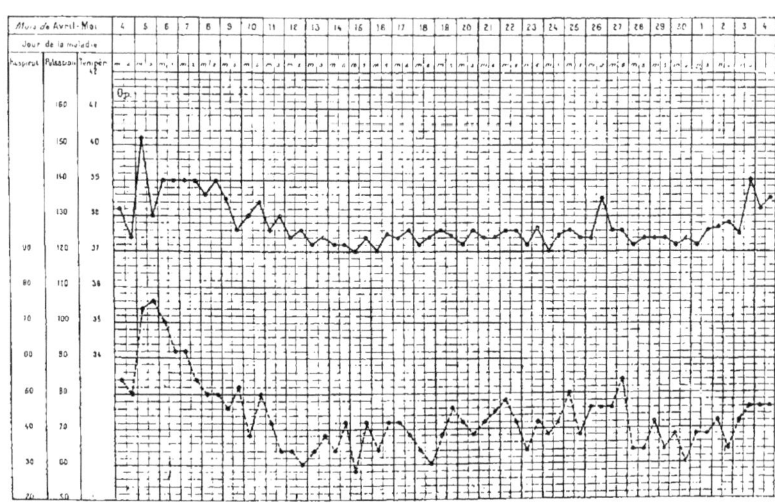

FIG. 71.

devant Verdun ; premier pansement à Verdun ; injection de sérum antitétanique faite le 4 avril. *Plaie de la région occipitale gauche par chute de matériaux.*

Trépanation le 4 avril. Enfoncement cranien avec esquilles osseuses ayant perforé la dure-mère; suture du lambeau, mèche alcoolisée.

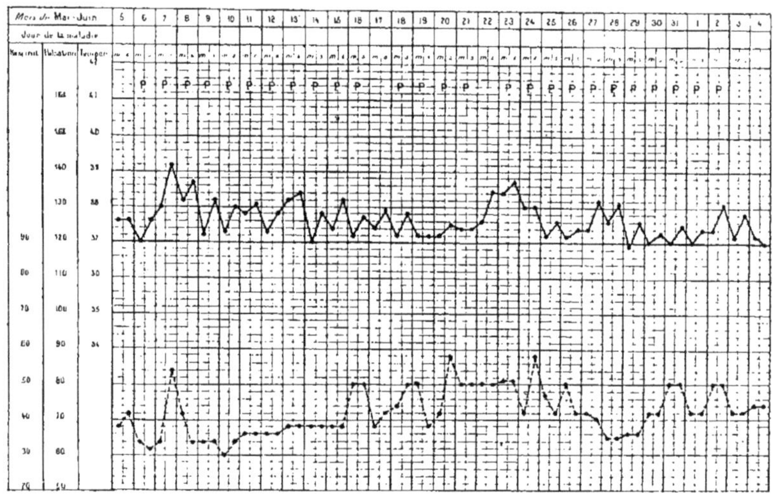

Fig. 72.

Abondante élimination de substance cérébrale; blessé insupportable, ayant presque toujours son pansement défait.

Entré le 3 avril 1916, le blessé est évacué sur l'intérieur le 6 mai 1916.

Le pansement a été mal assujetti; la plaie du blessé s'est subinfectée. On a eu tort d'enlever des fils pour permettre un drainage plus étendu, *drainage qui eût été suffisamment assuré si la bandelette de gaze avait été prolongée jusqu'au niveau de la brèche osseuse* et qui eût empêché la compression et la tension du lambeau. Le blessé est parti dans un état relativement satisfaisant, il avait par moments de la somnolence et de la céphalée.

III. — Le pansement ne doit pas être renouvelé fréquemment. L'ascension de la température de l'opéré n'implique pas la nécessité de toucher au pansement ; dans la majorité des cas la température s'élève après l'intervention pour redescendre les jours suivants (voir 1er volume, page 68). *Le pansement doit être fait tous les deux jours.*

IV. — *Le pansement consiste à changer la bandelette de gaze et à réintroduire une autre bandelette imbibée d'alcool à 95°.*

Pour ne pas s'être conformé à cette règle, le chirurgien a vu des complications se produire dont la principale est l'épilepsie jacksonienne ou généralisée due à l'irritation du cerveau. Si, au cours de l'intervention, non seulement on peut inpunément mais on doit utilement employer une grande quantité d'alcool à 95°, on doit dans les pansements consécutifs se garder d'irriter sans raison le cerveau. Ce qu'il faut éviter surtout c'est l'emploi de l'alcool sous pression ; le grand lavage à l'alcool à l'aide du bock, les injections violentes avec une seringue doivent être proscrites. L'inconvénient du liquide sous pression est de traumatiser la surface cérébrale (Obs. XII et XIX) et de compromettre la rapidité et la solidité de la réunion du ou des lambeaux.

V. — Dans le cas où une hémorragie du sinus a nécessité une compression sous-cutanée au niveau de la brèche osseuse il faut quarante-huit heures après l'intervention attirer simplement au dehors la bandelette de gaze alcoolisée de façon à desserrer le tamponnement fait à l'aide de la gaze tassée pour décomprimer légèrement le cerveau. Pour avoir voulu retirer complètement la bandelette de gaze parce que l'hémorragie s'était arrêtée et ce, quarante-huit heures après la trépanation, un aide-major ayant injecté de l'alcool avec une seringue a vu se reproduire aussitôt l'hémorragie du sinus, la règle dans ce cas est simple : ne pas enlever complètement la bandelette de gaze, ne pas injecter d'alcool surtout avec violence, mais *raccourcir la bandelette de gaze quarante-huit heures après la trépanation et imbiber d'alcool la partie extérieure de la bandelette.*

VI. — Dans les plaies cérébrales à l'air libre dues aux incisions cruciales que nous avons reçues des ambulances où les blessés avaient été trépanés, *le pansement à l'alcool a en quarante-huit heures supprimé toute sanie et toute suppuration,* si l'élimination cérébrale continue elle se fait du moins sans liquides purulents ou louches. Il m'est arrivé de voir persister une suppuration légère après modification rapide et sensible de la surface cérébrale herniaire et je me demandais pour quelle raison la suppuration persistait et quelle cause l'entretenait. L'évolution de la plaie, l'élimination ultérieure de séquestre osseux m'a révélé la cause de la production du pus. Le pansement à l'alcool ne perdait pas de son efficacité thérapeutique au point de vue modification du cerveau mais l'intervention chirurgicale incomplète retardait les modifications radicales apportées par

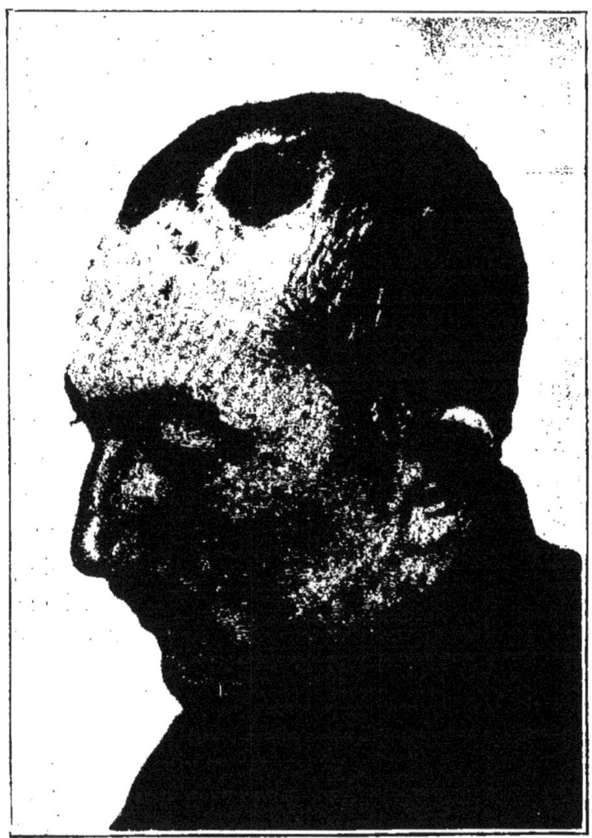

Fig. 73. — Obs. XXV. Trépanation à l'ambulance, hernie cérébrale en régression après élimination des séquestres osseux.

le pansement alcoolisé telles que l'expérience me les avait montrées. L'observation qui suit est typique à ce point de vue.

Obs. XXV. — M... H., soldat de 2e classe, blessé le 7 mars 1916 devant Verdun. *Plaie pénétrante de la région pariétale droite par éclat d'obus.* Trépanation faite à l'ambulance.

A son entrée à l'hôpital le 10 mars 1916, le blessé présente une hernie cérébrale volumineuse, molle, s'étalant en surface à l'extérieur et ne présentant aucune expansion. Sanie purulente tout au pourtour de la hernie et suintement à la surface herniée. Le blessé a perdu toute mémoire et présente un état d'obnubilation et d'hébétude.

Je fais immédiatement appliquer des compresses imbibées d'alcool à 95° sur la surface herniée, je fais renouveler ces compresses plusieurs fois

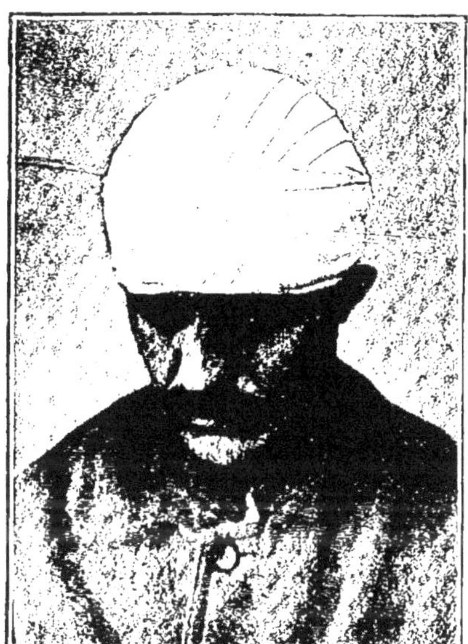

FIG. 74. — Pansement dit « capeline ». aspect de face.

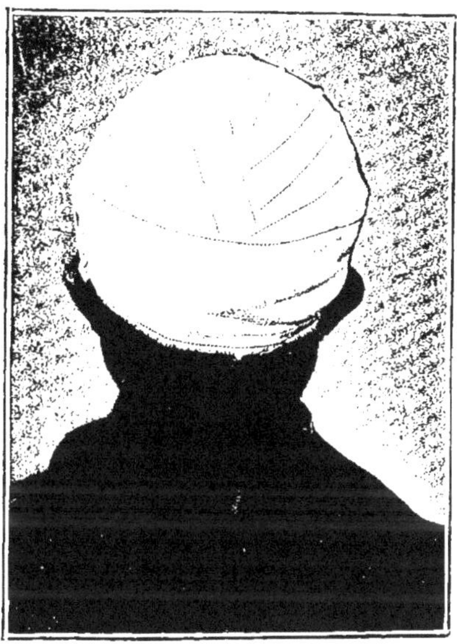

FIG. 75. — Le même pansement, aspect de dos.

dans la journée. Deux jours après l'application de ces pansements la hernie ne s'étalait plus comme auparavant, le cerveau se fixait et se durcissait et sa partie superficielle se momifiait, formant une pellicule noire à certains endroits, pellicule vouée à l'élimination. La régression de la surface herniée continuait en partie pendant quelques jours encore, la surface du cerveau extériorisé ne suintait plus mais au contraire était sèche ; il persistait de la suppuration unique dans un sillon latéral près de la ligne médiane longitudinale du crâne. Je pensais que les compresses alcoolisées ne baignaient pas suffisamment ce sillon, aussi fis-je introduire dans le sillon même des petites bandelettes très minces de gaze alcoolisée ; le suintement purulent diminuait mais existait toujours à mon grand étonnement. En même temps que la hernie régressait et qu'elle se momifiait, le blessé devenait plus lucide et son état mental se rapprochait peu à peu de l'état normal, la mémoire en particulier était revenue.

La cause de la persistance du suintement purulent me fut révélée par l'élimination d'une esquille osseuse qui se fit 15 jours après l'entrée du blessé à l'hôpital.

Entré le 10 mars 1916, le blessé fut évacué sur l'intérieur le 3 mai 1916.

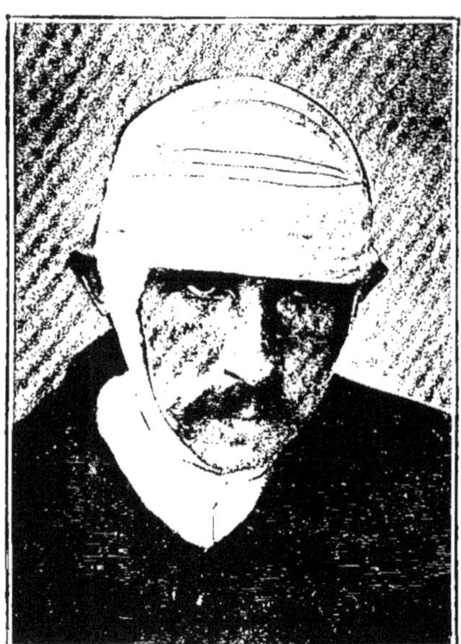

Fig. 76. — Pansement solide et léger appliqué après la trépanation. Aspect de face.

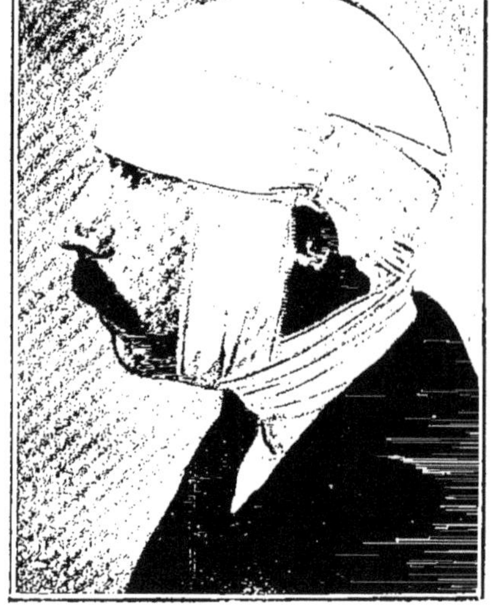

Fig. 77. — Le même pansement. Aspect latéral.

Il est certain que le pansement à l'alcool a amélioré notablement la hernie cérébrale et supprimé tout écoulement sanieux provenant du cerveau. La présence seule de l'esquille osseuse profonde entretenait la purulence dans une région limitée de la plaie. Cette esquille avait passé inaperçue lors de la trépanation ; on ne saurait trop recommander de *faire* au moment de l'intervention chirurgicale *un nettoyage minutieux de la plaie pour ne laisser subsister aucun corps étranger*.

VII. — Le pansement extérieur doit être occlusif et maintenir le cuir chevelu à l'abri de l'air. J'ai vu beaucoup de blessés munis du pansement appelé « capeline », ce pansement est séduisant à l'œil mais il remonte facilement au-dessus de la tête si le blessé remue ou s'il est agité pendant son sommeil et peut laisser la plaie à découvert. Celui qui semble réaliser des conditions excellentes de solidité et d'occlusion est formé d'une large compresse de toile posée sur la ouate maintenue par des bandes formant des circulaires fronto-occipitaux, chacun de ces circulaires étant recouvert perpendiculairement par des tours de bandes allant du vertex sous le menton. Dans les cas de plaies occipitales, d'autres circulaires autour du cou sont également nécessaires. *Le pansement devant être laissé quarante-huit heures doit être solidement maintenu* par les bandes extérieures de façon à *garantir la plaie opératoire du contact de l'air, à empêcher tout glissement des pièces de pansement en contact avec la plaie et à assurer la fixité de leur mise en place.*

CONCLUSIONS

Toute plaie du cuir chevelu doit être explorée et c'est surtout dans les cas bénins en apparence que l'exploration cranienne s'impose pour que la trépanation puisse être faite en temps utile si elle est jugée nécessaire, car plus elle est précoce, meilleurs sont les résultats.

Même *si la plaie est manifestement superficielle*, si aucun doute n'existe sur la limitation des lésions aux téguments du cuir chevelu, les lèvres plus ou moins nettes de la plaie, les bords plus ou moins érodés ou plus ou moins contus doivent être excisés et *les plaies superficielles traumatiques infectées sont transformées en plaies chirurgicales aseptiques qu'on suture*. La cicatrisation est obtenue en quelques jours et l'infection même superficielle n'est pas à redouter ; l'anesthésie est locale.

En pratiquant le plus rapidement possible cette excision des plaies on évite des accidents analogues à ceux survenus dans l'observation suivante où l'excision et la suture n'ont été faites que tardivement, le blessé réclamant neuf jours après son entrée à l'hôpital une intervention qui lui permît de rejoindre au plus tôt son régiment. La cicatrisation a été rapide et parfaite malgré l'infection.

Obs. XXVI. — D... M., sous-lieutenant, 27 ans, blessé le 3 avril 1916 à Douaumont ; premier pansement au poste de secours; injection de sérum antitétanique faite le 4 avril. *Plaie du cuir chevelu région fronto-pariétale droite par balle,* entorse tibio-tarsienne légère.

A son entrée à l'hôpital le 4 avril, le blessé présente dans la région fronto-pariétale droite une plaie elliptique d'une longueur de 5 centimètres dont les lèvres sont écartées vers le milieu d'environ 2 centimètres et dont les bords sont contus, exhaussés et légèrement violacés. *La plaie a déjà été explorée* et reconnue *plaie du cuir chevelu sans lésion cranienne*, aussi le blessé ne tient-il pas à ce qu'on lui fasse une seconde exploration. Il se porte d'ailleurs très bien et manifeste surtout son appétit ; on lui fait un pansement iodé.

Pendant les quelques jours qui suivent l'entrée à l'hôpital, le fond de la plaie bourgeonne, mais les bourgeons charnus au lieu de revêtir une coloration rouge, ont une coloration violacée aubergine, ils soulèvent même

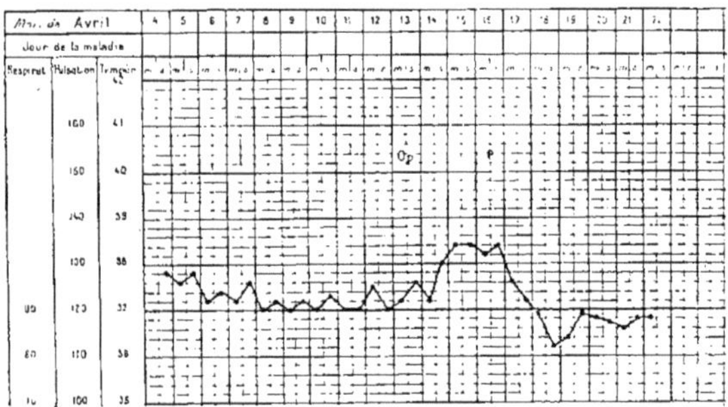

Fig. 78.

les lèvres de la plaie. Le blessé impatient de guérir pour rejoindre au plutôt son unité devant Verdun me demande alors d'activer la guérison de sa plaie ; je lui propose une intervention.

Cette intervention est faite le 13 avril, dix jours après le moment où il a été blessé. J'enlève les bourgeons charnus, j'excise largement les bords elliptiques de la plaie, je constate que la surface cranienne est intacte et je ferme complètement la plaie par des crins de Florence, pansement iodé.

Le lendemain de l'intervention, le 14 avril, la température s'élève à 38° pour atteindre 38°4 le 15 et le 16, puis elle redescend au-dessous de 37° le 18 et se maintient en dessous de 37°. En même temps que la fièvre se déclare il se produit un œdème de la face du côté droit qui s'étend à la région cervicale droite. Je sens une chaîne ganglionnaire cervico-latérale peu douloureuse ; le blessé a un peu de gêne pour ouvrir la bouche : je suis en présence d'une *adéno-lymphangite*. Le pansement fait le 16 avril ne révèle aucune trace de suppuration ni d'infection.

Le gonflement adéno-lymphangitique ne dure que trois jours, le blessé n'a plus de céphalée ni de somnolence, la gêne produite par la tension des tissus a totalement disparu. Le pansement est fait de nouveau le 20 avril, sept jours après l'opération ; 3 fils sur 7 laissent suinter quelques gouttes de pus, mais la suture tient solidement et tous les fils sont enlevés. Le pansement iodé est appliqué et le blessé guéri part en permission le 22 avril 1916.

Dans cette observation le blessé eût été guéri dix jours plus tôt si l'intervention avait été faite immédiatement et la complication qu'il a présentée ne se serait pas produite. La plaie au dixième jour était en état de subinfection ; l'opération, en réouvrant des voies lymphatiques, a donné un réveil à l'infection microbienne latente que les ganglions lymphatiques de la région ont heureusement arrêtée. Malgré la complication survenue, le résultat recherché a été obtenu aussi rapidement. *Il faut donc faire immédiatement l'excision des lèvres de la plaie,* excision qui empêche le développement possible de l'infection Cette observation est d'autant plus intéressante que dans le cas présent la plaie avait été produite non par un éclat d'obus mais par une balle.

Le gros avantage retiré de cette façon de traiter les plaies manifestement superficielles du cuir chevelu, en dehors du côté technique proprement dit, *est d'assurer la conservation et le maintien des effectifs; le blessé traité de la sorte est guéri dans un temps minimum.* Certains ont reçu six jours après leur entrée à l'hôpital une permission de sept jours et ont regagné leur corps respectif dans un délai de seize à dix-sept jours après l'avoir quitté ; les autres ont été rendus à l'armée dans un temps variant de trois semaines à un mois.

ÉVREUX, IMPRIMERIE CH. HÉRISSEY

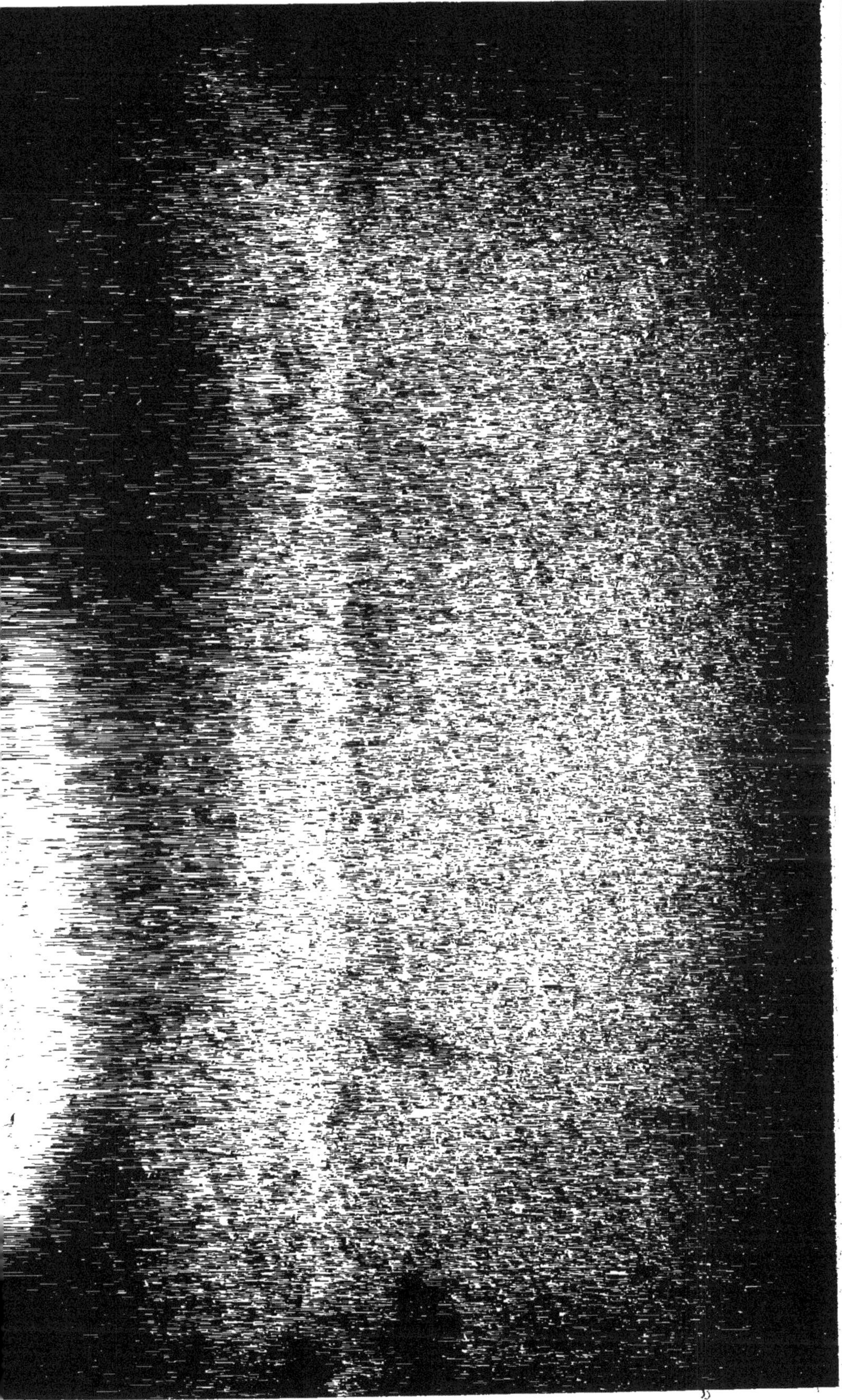

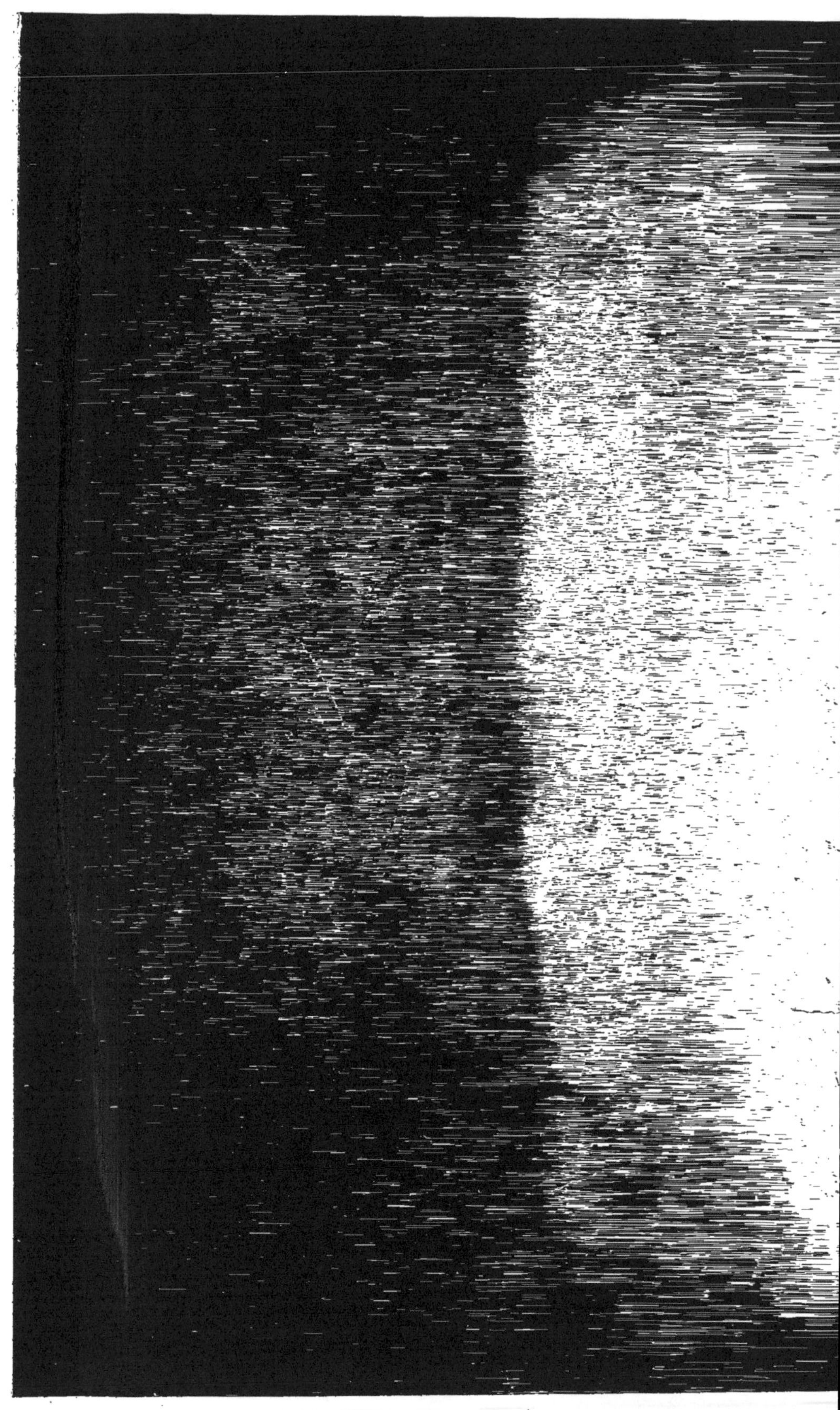

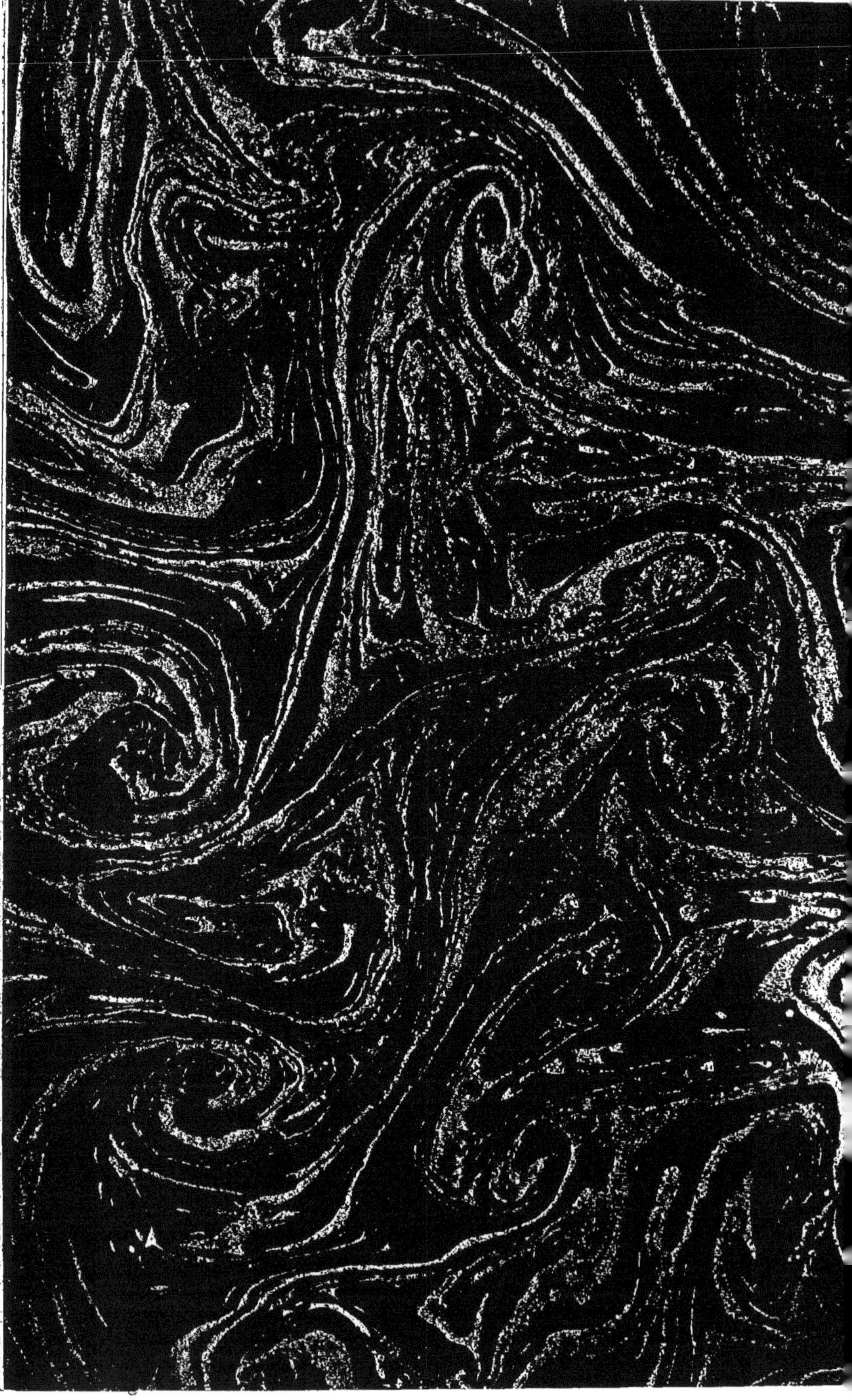